Hefte zur Zeitschrift „Der Unfallchirurg"

Herausgegeben von:
L. Schweiberer und H. Tscherne

254

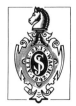

Tim Pohlemann

Die Therapie der Sakrumfraktur

Mit 94 Abbildungen und 14 Tabellen

Springer-Verlag
Berlin Heidelberg New York Barcelona Budapest
HongKong London Mailand Paris Tokyo

Reihenherausgeber

Professor Dr. Leonhard Schweiberer
Direktor der Chirurgischen Universitätsklinik München Innenstadt
Nußbaumstraße 20, D-80336 München

Professor Dr. Harald Tscherne
Medizinische Hochschule, Unfallchirurgische Klinik
Konstanty-Gutschow-Straße 8, D-30625 Hannover

Autor

Priv. Doz. Dr. Tim Pohlemann
Medizinische Hochschule, Unfallchirurgische Klinik
Konstanty-Gutschow-Straße 8, D-30625 Hannover

ISBN 3-540-60150-3 Springer-Verlag Berlin Heidelberg New York

Die Deutsche Bibliothek – CIP-Einheitsaufnahme
[Der **Unfallchirurg / Hefte**] Hefte zur Zeitschrift „Der Unfallchirurg" – Berlin ; Heidelberg ;
New York ; Barcelona ; Budapest ; Hong Kong ; London ; Mailand ; Paris ; Tokyo
Früher Schriftenreihe
Bis 226 (1992) u.d.T.: Hefte zur Unfallheilkunde
Reihe Hefte zu: Der Unfallchirurg
NE: HST
254. Pohlemann, Tim: Die Therapie der Sakrumfraktur. – 1996
Pohlemann, Tim: Die Therapie der Sakrumfraktur : mit 14 Tabellen / Tim Pohlemann. –
Berlin ; Heidelberg ; New York : Springer, 1996 (Hefte zur Zeitschrift
„Der Unfallchirurg" ; 254)
ISBN 3-540-60150-3

Dieses Werk ist urheberrechtlich geschützt. Die dadurch begründeten Rechte, insbesondere die der Übersetzung, des Nachdrucks, des Vortrags, der Entnahme von Abbildungen und Tabellen, der Funksendung, der Mikroverfilmung oder der Vervielfältigung auf anderen Wegen und der Speicherung in Datenverarbeitungsanlagen, bleiben, auch bei nur auszugsweiser Verwertung, vorbehalten. Eine Vervielfältigung dieses Werkes oder von Teilen dieses Werkes ist auch im Einzelfall nur in den Grenzen der gesetzlichen Bestimmungen des Urheberrechtsgesetzes der Bundesrepublik Deutschland vom 9. September 1965 in der jeweils geltenden Fassung zulässig. Sie ist grundsätzlich vergütungspflichtig. Zuwiderhandlungen unterliegen den Strafbestimmungen des Urheberrechtsgesetzes.

© Springer-Verlag Berlin Heidelberg 1996
Printed in Germany

Die Wiedergabe von Gebrauchsnamen, Handelsnamen, Warenbezeichnungen usw. in diesem Werk berechtigt auch ohne besondere Kennzeichnung nicht zu der Annahme, daß solche Namen im Sinne der Warenzeichen- und Markenschutz-Gesetzgebung als frei zu betrachten wären und daher von jedermann benutzt werden dürften.
Produkthaftung: Für Angaben über Dosierungsanweisungen und Applikationsformen kann vom Verlag keine Gewähr übernommen werden. Derartige Angaben müssen vom jeweiligen Anwender im Einzelfall anhand anderer Literaturstellen auf ihre Richtigkeit überprüft werden.

Satz: FotoSatz Pfeifer GmbH, 82166 Gräfelfing
SPIN: 10501171   24/3135 – 5 4 3 2 1 0 – Gedruckt auf säurefreiem Papier

Geleitwort

Frakturen des Os sacrum sind auch heute noch weitgehend vernachlässigte Verletzungen, obwohl das Sakrum im Skelett eine besondere Rolle einnimmt, da es einerseits als Teil des Beckenrings eine wesentliche Bedeutung für die Beckenstabilität hat, andererseits als distaler Abschluß der Wirbelsäule eine direkte Beziehung zu den zentralen Nervenbahnen besitzt. Die Diagnostik ist bei den zumeist schwerverletzten Patienten sehr schwierig. Eine neurologische Untersuchung ist primär nur eingeschränkt möglich, und die Darstellbarkeit des Os sacrum auf Röntgenaufnahmen ist limitiert.

Das führt dazu, daß auch in neuerer Zeit noch bis zu 50% dieser Frakturen, selbst bei Vorliegen von Nervenschäden, übersehen werden. Daraus resultierende, residuale Fehlstellungen im hinteren Beckenring sowie eine hohe Rate von Nervenschäden des Plexus lumbosacralis führen häufig zu klinisch und radiologisch unbefriedigenden Spätergebnissen.

Erst Ende der 80er Jahre konnten verläßliche Zahlen zur Häufigkeit der Sakrumfraktur gewonnen werden. Der routinemäßige Einsatz der Computertomographie verbesserte die Möglichkeiten der Diagnostik am hinteren Beckenring, auch eine Analyse der exakten Frakturmorphologie wurde nun möglich.

Herr Pohlemann legt mit dieser Arbeit die bisher größte im Schrifttum untersuchte Serie von Frakturen des Os sacrum vor. Im Vergleich zu anderen Veröffentlichungen konnte er die prognostischen Aussagen zu den begleitenden Nervenverletzungen deutlich präzisieren. Während bisher der anatomische Frakturverlauf als bestimmend für das Risiko des Auftretens von Nervenschäden angesehen wurde, konnte nachgewiesen werden, daß der wesentliche Faktor für das Auftreten von Nervenschäden das Ausmaß der Instabilität im hinteren Becken ist, und erst sekundär die Frakturlokalisation. Basierend auf der Analyse von 377 Fällen wurde die bestehende Klassifikation nach Denis et al. weiter präzisiert.

Aber auch die frühe Diagnose von Nervenstörungen verbessert die Prognose für den Patienten nicht, wenn nicht sofortige therapeutische Konsequenzen gezogen werden. Das Konzept der frühen Dekompression, der anatomischen Reposition und Stabilisierung – bei der Behandlung der Wirbelsäulenverletzung zwischenzeitlich Standard – erscheint auch zur Therapie der Sakrumfraktur die logische Schlußfolgerung zu sein. Bisherige Ansätze zur operativen Therapie konzentrieren sich allerdings im wesentlichen auf die Herstellung der Stabilität des hinteren Beckenringes, ohne auf die spezifischen anatomischen Strukturen, sei es das Sakroiliakalgelenk, die nur limitierte dorsale Weichteildeckung des Kreuzbeins oder aber das Vorliegen von Nervenkompressionssyndromen, weitere Rücksicht zu nehmen.

Anhand der biomechanischen Untersuchungsserien konnte Herr Pohlemann zeigen, daß am Os sacrum anatomische Regionen identifiziert werden können, in denen Implantate sicher zu verankern sind. Dadurch war es möglich, die Implantate so zu verkleinern, daß in der in bezug auf die dorsale Weichteildeckung kritischen Region des dorsalen Sakrums Stabilisierungen mit „minimalen" Implantaten durchgeführt werden konnten. Diese auf den ersten Blick „filigran" wirkenden Implantate erreichten in den Untersuchungen Stabilitätswerte, die den bisher verwendeten, wesentlich „voluminöseren" Standardimplantaten entsprachen. Erstmalig wurde bei biomechanischen Untersuchungen am Beckenring durch Einsatz einer dreidimensionalen, berührungsfreien Meßtechnik eine Bewegungsanalyse durchgeführt. Damit konnten typische Bewegungsmuster einzelner Osteosynthesen dargestellt, analysiert und durch eine spätere Computeranimation bestätigt werden. Typische Bewegungsmuster waren in bisherigen Serien unberücksichtigt geblieben, die vorliegenden Daten können somit als Basis für weitergehende Untersuchungen zur Stabilisierung des hinteren Beckenringes dienen.

Aufgrund dieser theoretischen und biomechanischen Erkenntnisse wurde eine neue Osteosynthesetechnik zur Stabilisierung des Os sacrum an unserer Klinik eingeführt. Die klinische Serie ist zwar noch klein, aber durchaus ermutigend. Implantatbedingte Komplikationen waren bisher nicht zu beobachten. Noch positiver zu bewerten ist die Tatsache, daß bei 6 der 13 Patienten zwar primäre neurologische Schäden nachweisbar waren, diese aber nach der Operation bei 5 der 6 Patienten zurückgingen und bei 4 Patienten zum Zeitpunkt der Nachkontrolle vollständig verschwunden sind. Diese Ergebnisse bestätigen die Hypothese, daß das Konzept einer frühzeitigen Nervendekompression, einer exakten Reposition der Fraktur und einer den anatomischen Strukturen des Os sacrum angepaßten Stabilisierung zu einer Verbesserung der klinischen Langzeitresultate dieser schweren Verletzung führen kann.

H. Tscherne

Danksagung

Mein besonderer Dank gilt:

Herrn Professor D. H. Tscherne, meinem hochverehrten Lehrer und Chef, für seine dauernde, tatkräftige Unterstützung und Förderung, der ich meinen beruflichen und wissenschaftlichen Werdegang verdanke. Er lenkte mein wissenschaftliches Interesse auf die Chirurgie der Beckenverletzungen und ermöglichte damit die Entstehung dieser Arbeit,–

Herrn Prof. Dr. R. Ganz, dem Direktor der Klinik für Orthopädische Chirurgie der Universität Bern für seine aktive Unterstützung und die vielfältigen Anregungen und Diskussionen in der Anfangsphase des Projektes sowie für die Ermöglichung des Forschungsaufenthaltes 1990 in Bern,

Herrn Prof. Dr. N. Haas, dem langjährigen ersten Oberarzt der Unfallchirurgischen Klinik, der den klinischen Einsatz der neuen Osteosynthesen wesentlich unterstützte,

Herrn Prof. Dr. E. Schneider, ehemals M.-E.-Müller-Institut für Biomechanik, jetzt Abteilung für Biomechanik der Universität Hamburg-Harburg für die vielfältigen biomechanischen Anregungen und die Unterstützung der ersten Versuchsserie,

Herrn Dipl. Ing. M. Angst für die unermüdliche Unterstützung in der Entwicklung des Versuchsaufbaus und der Einrichtung des Meßsystems der 1. Versuchsserie;

Herrn Priv. Doz. Dr. Ch. Krettek für die Unterstützung und Überlassung des biomechanischen Labors der Unfallchirurgischen Klinik der Medizinischen Hochschule Hannover,

Herrn Priv. Doz. Dr. R. Hoffmann für die Überlassung des berührungsfreien dreidimensionalen Meßsystems,

Herrn cand. med. A. Gänsslen, meinem langjährigen Mitarbeiter und Freund für die außergewöhnlichen Leistungen beim Aufbau der Beckendokumentation der Unfallchirurgischen Klinik und der Realisierung der klinischen Auswertung,

Frau cand. med. B. Kiessling für die fleißige Mitarbeit bei der klinischen Untersuchung,

Herrn cand. med. U. Culemann für die große Hilfe bei der Durchführung des 2. Versuchsteils;

Herrn D. Heinrich, Forschungswerkstätten der Medizinischen Hochschule, für die Erstellung der Software und Einrichtung des Motion-tracker-Meßsystems,

Herrn H. Wesche DGPh für die Erstellung eines Teils der Abbildungen,

Herrn H. Krezcik, Illustrationsabteilung der Medizinischen Hochschule, für Erstellung und Bearbeitung eines Großteils der Graphiken und Abbildungen,

der AO-International, die den Forschungsaufenthalt in Bern ermöglichte und mit finanzieller Unterstützung die Weiterführung des Projekts ermöglichte.

Inhaltsverzeichnis

1	**Einleitung und Problemstellung**	1
2	**Anatomie des Beckenrings**	
2.1	Knöcherne Anatomie von Beckenring und Os sacrum	6
2.2	Ligamentäre Verbindungen der SIG	9
2.3	Biomechanik der SIG	10
2.4	Topographische Anatomie des Os sacrum	12
2.5	Biomechanik des aufrechten Standes	17
3	**Klinische Aspekte zu Diagnostik, Klassifikation und Therapie der Sakrumfrakturen**	
3.1	Diagnostik bei Beckenringverletzungen und Sakrumfrakturen	19
3.2	Klassifikation der Beckenfraktur	21
3.3	Klassifikation der Sakrumfraktur	26
3.4	Therapiemöglichkeiten bei Sakrumfrakturen	29
4	**Klinische Untersuchung zur Sakrumfraktur**	
4.1	Methodik der klinischen und radiologischen Auswertung	33
4.1.1	Allgemeine Daten	33
4.1.2	Klassifikation, Therapie, Komplikationen	33
4.1.3	Nervenschäden	34
4.1.4	Datenverarbeitung und Statistik	35
4.2	Ergebnisse	35
4.2.1	Unfallursache	35
4.2.2	Unfallmechanismus	36
4.2.3	Präklinische Versorgung und Rettungsmittel	36
4.2.4	Geschlechts- und Altersverteilung	37
4.2.5	Häufigkeit der Sakrumfraktur	38
4.2.6	Verletzungsmuster	38
4.2.7	Diagnostik der Beckenverletzung	40
4.2.8	Klassifikation	40
4.2.9	Nervenschäden nach Sakrumfraktur	42
4.2.10	Therapie und Behandlungsergebnisse nach Sakrumfrakturen	58
4.2.11	Komplikationen nach Sakrumfrakturen	59
4.2.12	Letalität	60

5	**Biomechanische Untersuchung zur Stabilisierung der transforaminalen Sakrumfraktur**	
5.1	Einführung und Problemstellung	61
5.2	Untersuchung verschiedener Stabilisierungsprinzipien am Sakrum	62
5.2.1	Material und Methodik	62
5.2.2	Ergebnisse	75
5.2.3	Zusammenfassung der ersten Versuchsserie	81
5.2.4	Modifiziertes Kleinfragmentimplantat	82
5.3	Vergleichende Messung lokaler Implantate am Os sacrum	84
5.3.1	Einführung	84
5.3.2	Material und Methodik	84
5.3.3	Ergebnisse	90
5.3.4	Dreidimensionale Computersimulation	100
5.3.5	Zusammenfassung der zweiten Versuchsserie	105
6	**Erste klinische Erfahrungen mit „lokalen" Osteosynthesen**	107
7	**Diskussion**	
7.1	Klinische Untersuchungen	116
7.1.1	Diagnostik der Sakrumfraktur	116
7.1.2	Häufigkeit der Sakrumfraktur	117
7.1.3	Unfallursachen und Unfallmechanismus	117
7.1.4	Altersverteilung und Begleitverletzungen	118
7.1.5	Klassifikation	118
7.1.6	Nervenschäden nach Sakrumfrakturen	119
7.1.7	Therapie der Sakrumfraktur	122
7.1.8	Therapie der instabilen Beckenverletzungen	123
7.2	Biomechanische Untersuchungen zur internen Stabilisation der Sakrumfraktur	125
7.2.1	Frakturmodell	125
7.2.2	Lastapplikation	126
7.2.3	Meßsystem	127
7.2.4	Ergebnisse der biomechanischen Untersuchungen	127
8	**Zusammenfassung und Schlußfolgerung**	
8.1	Zusammenfassung	132
8.1.1	Klinische Untersuchungen	133
8.1.2	Biomechanische Untersuchungen	134
8.2	Schlußfolgerungen	137
8.2.1	Diagnostik	138
8.2.2	Therapie	139
8.3	Ausblick	143

Anhang A: Erhebungsbögen zur klinischen Dokumentation
der Sakrumfrakturen 144

Anhang B: Flächendarstellung der 3D-Bewegungsanalyse aus den
biomechanischen Daten 147

Anhang C: Bewertungsschema zur zusammenfassenden Beurteilung des
Spätergebnisses nach Beckenfrakturen 149

Literatur 151

Sachverzeichnis 158

1 Einleitung und Problemstellung

Die Sakrumfraktur ist in der Regel schwer zu diagnostizieren. Nur bei subtiler Untersuchung lassen sich Verdachtsmomente für das Vorliegen einer Sakrumverletzung erhalten, bei der Mehrzahl der Patienten wird die Symptomatik durch schwerwiegende Begleitverletzungen überdeckt.

Im Gegensatz zu Frakturen und Verletzungen der Extremitäten, des Kopfes und des Stamms findet sie erst spät Eingang in die Literatur.

Malgaigne beschreibt in seiner umfassenden Abhandlung über die Behandlung von Frakturen und Luxationen lediglich 3 Beckenfrakturen und sogar nur eine isolierte Sakrumfraktur unter 2358 angeführten Frakturen aller Regionen [106]. Die im Rahmen dieser Monographie vorgestellte und bis heute vielfach gebräuchliche Klassifikation der instabilen Beckenverletzungen ist um so bemerkenswerter, als Malgaigne auf die rein klinische Diagnostik angewiesen war, bildgebende Verfahren standen zu dieser Zeit noch nicht zur Verfügung [106].

Erst mit Entdeckung der Röntgenstrahlung im Jahr 1885 und ihrer Einführung zur medizinischen Untersuchung ließ die Frakturdiagnostik entscheidende Fortschritte machen. Die Röntgendiagnostik des peripheren Skelettsystems und der viszeralen

Tabelle 1. Literaturübersicht über die Häufigkeit der Sakrumfraktur im Rahmen von Beckenringfrakturen

Autor	Jahr	Anzahl der Patienten	Sakrumfrakturen [%]
Wakeley	1930	100	4,0
Noland (1)	1933	125	2,4
Noland (2)	1933	60	11,7
Medelmann	1939	50	44,0
Furey	1942	94	74,0
Bonin	1945	44	45,5
Huittinen	1972	407	14,0
Laasonen	1977	156	33,3
Melton	1981	204	13,7
Jackson	1982	50	72,0
Denis et al.	1988	776	30,4
Gibbons et al.	1990	253	17,4
Isler	1990	193	69,4
Pohlemann et al.	1992	1350	27,9
Gesamt		3862	28,2

Systeme entwickelte sich in der Folge schnell. Detaillierte Untersuchungen des Beckenrings und hier speziell des Os sacrum finden sich allerdings erst wesentlich später.

1939 publizierte Medelman eine Abhandlung über Häufigkeit und Natur der Sakrumfraktur. Neben den Schwierigkeiten in der Diagnostik, auch auf Röntgenübersichtsaufnahmen des Beckens ist eine wenig verschobene Sakrumfraktur nur schwer zu erkennen, wies er auf eine hohe Rate an begleitenden Nervenschäden hin [116]. Wie in Tabelle 1 dargestellt, schwanken die Literaturangaben über die Häufigkeit der Sakrumfrakturen in der folgenden Zeit stark.

Alle Autoren geben übereinstimmend Schwierigkeiten in der Diagnostik der Verletzung an. Das Os sacrum ist als Abschluß des dorsalen Beckenrings zu den Normalebenen des Körpers gekippt eingestellt und kommt somit auf der Standardröntgenaufnahme des Beckens nur schräg zur Abbildung. Seine teilweise sehr zarte knöcherne Struktur ist von den ventralen Anteilen des knöchernen Beckens sowie den abdominellen Weichteilen überlagert.

Bonin publizierte 1945 die erste systematische Untersuchung anhand einer Serie von 20 Sakrumfrakturen im Rahmen von 44 Beckenfrakturen [9]. Er stellte eine Klassifikation der Sakrumfrakturen auf und wies, neben den angeführten Schwierigkeiten bei der Evaluation des Frakturverlaufs, auf ein hohes Risiko für Nervenschädigungen des Plexus lumbosacralis hin.

Weitergehende Untersuchungen größerer Serien fehlen bis in die neueste Zeit, es folgten im wesentlichen Einzelfallbeschreibungen seltener Frakturtypen bzw. die klinische Analyse kleiner Serien [17, 19–21, 29, 44, 48, 51, 52, 95, 107, 124, 127, 141].

Klinische Untersuchungen, die auch neurologische Untersuchungen einschlossen, belegten, daß es bei Beckenfrakturen und wesentlich häufiger noch im Rahmen von Sakrumfrakturen, zu neurologischen Komplikationen kommen kann.

Tabelle 2. Literaturzusammenstellung größerer Serien von Becken- und Sakrumfrakturen mit Angabe der Häufigkeit der beobachteten neurologischen Ausfälle. Das zugrundeliegende Krankengut (*D*) ist wie folgt spezifiziert: *B* Beckenfrakturen, *B.ins.* instabile Beckenfrakturen mit dorsaler Ringunterbrechung („double-vertical"- oder „Malgaigne-Fraktur"), *BA* Becken- und Acetabulumfrakturen, *S* Sakrumfrakturen

Autor	Jahr	D	Anzahl der Patienten	Neurologische Ausfälle bei: n	%
Übersicht (in [96])	1916–1930	B	1889	14	0,75
Lam	1936	B	100	9	9,00
Bonin	1945	B	44	5	11,40
Bonin	1945	S	20	5	25,00
Patterson et al.	1961	B	809	15	1,85
Räf	1966	B.ins.	101	18	17,82
Froman u. Stein	1967	B	75	10	13,33
Schweiberer	1970	B	81	2	2,47
Huittinen et al.	1972	B.ins.	68	31	45,59
Wörsdörfer et al.	1980	S	29	19	65,52
Semba et al.	1983	B.ins.	53	11	20,75
Schmidek et al.	1984	S	15	9	60,00
Weis	1984	BA	28	11	39,29
Denis et al.	1988	S	236	51	21,60
Gibbons et al.	1990	S	44	15	34,10

Aber auch hier schwanken die Angaben über die Häufigkeit stark (Tabelle 2). Nachdem sowohl über die Inzidenz der Sakrumfraktur, als auch über die Rate der neurologischen Komplikationen Unklarheit herrschte, gab es auch nur wenige Ansätze zur Klassifikation der Sakrumfraktur.

Bonin (1945) beschränkte sich im wesentlichen auf eine Beschreibung des Frakturverlaufs [9].

Schmidek et al. [163] publizierten 1984 anhand einer Serie von 22 eigenen Fällen eine am Frakturmechanismus orientierte Klassifikation der Sakrumfraktur. Sie bestätigten eine hohe Rate von Nervenschäden und diskutierten die Möglichkeit der operativen Nervendekompression zur Verbesserung der Prognose.

Auch Sabiston u. Wing [159] legten 1986 aus Erfahrung mit 35 eigenen Fällen eine Klassifikation vor, die den anatomischen Frakturverlauf mit der Inzidenz der Nervenschäden vereinte. Je weiter die Frakturlinie in die zentrale Region des Sakrums reichte, um so höher war die Rate der Nervenschäden. Die Autoren empfahlen allerdings die konservative Therapie, da eine spontane Besserung der Nervenausfälle beobachtet wurde.

Denis et al. stellten 1988 die umfassende Analyse einer Serie von 776 Beckenfrakturen vor. Anhand von 236 identifizierten Sakrumfrakturen wurde eine klinisch einfach anwendbare Klassifikation mit Unterteilung des Sakrums in 3 Zonen entwickelt. Jeder Zone konnte eine spezifische Rate an Nervenschäden zugeordnet werden, die von Zone I (Pars lateralis des Sakrums) mit 5,9 bis zu 56,7% in Zone III (Bereich des Zentralkanals) anstieg [32].

Diese Untersuchung belegte weiterhin, daß die Sakrumfraktur vielfach übersehen wird. Ohne neurologische Symptomatik wurde nur in 51% der Fälle primär die korrekte Diagnose gestellt. Selbst beim Vorliegen von neurologischen Ausfällen wurden nur 76% der Sakrumfrakturen erkannt. Die Autoren führen diese Beobachtungen im wesentlichen auf eine mangelhafte Primärdiagnostik zurück, ihrer Ansicht nach waren nur in 30% der Verletzungen angemessene Röntgenaufnahmen (Schrägaufnahmen, CT) angefertigt worden.

Eine neuere Untersuchung von Gibbons et al. (1990) bestätigt diese Ergebnisse [58].

Zur Therapie der Sakrumfraktur finden sich keine systematischen Untersuchungen in der Literatur. In den beiden letztgenannten Arbeiten wird auf mögliche Vorteile einer frühen operativen Dekompression der Nervenwurzeln hingewiesen, allerdings werden keine Vorschläge zur frühen operativen Intervention mit gleichzeitiger Stabilisierung der Sakrumfraktur gemacht.

Betrachtet man die Sakrumfraktur dagegen als Teil einer Beckenringverletzung, liegen vielfache Parameter zu Diagnostik, Klassifikation und Therapie der Beckenverletzung vor.

Anhand der dem Unfallmechanismus zugrundeliegenden Klassifikationen der Beckenringfrakturen, im wesentlichen basierend auf den Untersuchungen von Pennal et al. (1980), werden Aussagen über den Instabilitätsgrad der Beckenringverletzung möglich.

Die Indikationsstellung zu einer evtl. erforderlichen operativen Stabilisierung des Beckenrings wurde dadurch wesentlich vereinfacht und besser abschätzbar als mit Klassifikationen, die sich am rein anatomischen Frakturverlauf orientierten, wie z.B. der immer noch weit verbreiteten nach Malgaigne [106].

Der auf dem Instabilitätsgrad basierende Therapieansatz hat wesentliche prognostische Bedeutungen für den Verletzten. Die konservative Behandlung *instabiler* Beckenringverletzungen zeigte gegenüber der operativen Stabilisierung durchweg schlechtere Ergebnisse und wird nicht mehr empfohlen [8, 15, 26, 62, 74, 109, 111, 180, 186, 193].

Diese Beobachtungen schlossen auch Sakrumfrakturen als dorsalen Anteil einer instabilen Beckenverletzung ein.

Aber auch in den Methoden der chirurgischen Stabilisation der Beckenfrakturen hat sich in den letzten 10 Jahren ein Wandel vollzogen. Prinzipiell eignen sich zur operativen Stabilisierung sowohl externe als auch interne Stabilisierungsverfahren.

Als Vorteile der *externen Fixation* wurde die nur sehr begrenzte Weichteilexposition des Knochens und die kurze Operationszeit angesehen [27, 40, 54, 64, 70, 79, 113, 158, 173, 197].

Allerdings zeigten sowohl klinische als auch biomechanische Untersuchungen nur unzureichende Haltekräfte eines ventral im Becken verankerten Fixateur externe bei Vorliegen einer dorsal instabilen Beckenringverletzung [6, 27, 156, 171, 179]. Durch aufwendigere Montagen, Erhöhung des Durchmessers der Schanz-Schrauben und Erhöhung der Anzahl der verwendeten „Cluster" konnte zwar die Stabilität verbessert werden, Probleme bei der Kraftübertragung vom Fixateur auf den Knochen ließen aber letztendlich keine für die klinische Anwendung bei instabiler Beckenverletzung ausreichende Stabilität erreichen.

Heute wird deswegen die *interne Stabilisierung* nahezu übereinstimmend als Methode der Wahl zur Therapie der instabilen Beckenringverletzungen angegeben [8, 15, 60, 62, 89, 92, 109, 111, 135, 180, 205]. Repositionsverluste treten nur bei Osteosynthesefehlern auf; das Ausheilungsergebnis ist in der Regel anatomisch.

Obwohl für die einzelnen Regionen am Beckenring bewährte Osteosyntheseverfahren angegeben werden, hat sich zur Behandlung einer instabilen Sakrumfraktur, die ebenfalls als dorsaler Anteil einer instabilen Beckenringverletzung anzusehen ist, noch kein völlig befriedigendes Osteosyntheseverfahren durchgesetzt.

Die angegebenen Stabilisierungsmethoden wurden im wesentlichen zur Stabilisierung der häufigeren sakroiliakalen Luxation oder sakroiliakalen Luxationsfrakturen beschrieben. Das Osteosyntheseprinzip besteht in einer Transfixation des dorsalen Beckenrings durch Überbrückung eines oder beider Sakroiliakalgelenke (SIG) mit Schrauben, Gewindestäben oder Platten.

Bei einer nur das Sakrum betreffenden Fraktur ist allerdings das SIG in den meisten Fällen nicht verletzt. Durch die angegebenen Osteosynthesen wird also die langfristige Transfixation eines *intakten* Gelenks vorgenommen [68, 69, 114, 179, 181]. Diese ilioiliakal überbrückenden Implantate („Harrington sacral bars", „double cobra plate", quere AO-Platten) sind voluminös und benötigen eine ausgedehnte Weichteilexposition im Gebiet des dorsalen Beckenrings.

Eine geringere Exposition der dorsalen Beckenweichteile benötigt die schon 1934 von Lehmann erstmalig angewendete [99] und im folgenden von Meyer-Burgdorff (1936) beschriebene Methode der transiliosakralen Schraubenosteosynthese [121].

Weiterentwicklungen der operativen Technik wurden von Letournel, Ruedi und Matta angegeben [101, 109, 133, 157].

Neben einer direkten Schädigung der sakroiliakalen Gelenkfläche durch Schraubenpenetration besteht die potentielle Gefahr einer Schraubenfehllage im Bereich des Zentralkanals, der sakralen Foramen oder der großen Gefäße. Speziell bei Sakrumfrakturen kann es, aufgrund der zur Überbrückung der Frakturebene benötigten sehr langen Schrauben, zu Fehllagen im Bereich der Nervenwurzeln und des Zentralkanals kommen. Iatrogene Läsionen des Plexus lumbosacralis wurden beschrieben [140].

Über die Folgen dieser Transfixation der SIG bzw. der direkten Schädigung der

Gelenkflächen, bei in der Regel noch jungen Unfallopfern, liegen bis jetzt keine Langzeituntersuchungen vor.

Spezifische Untersuchungen über auf das Os sacrum beschränkte Osteosynthesen sind selten. Ecke gibt schon 1984 eine sog. Schnürsenkelosteosynthese an; in einer späteren biomechanischen Untersuchung wird die Stabilität der Cerclagenstabilisierung mit resorbierbaren Kordeln (PDS) mit „50%" der Normalstabilität angegeben [38].

Einer anatomischen Analyse der Sakrumform folgend, schlugen Asher u. Stripgen 1985 die Behandlung der Sakrumfraktur mit einer speziell entwickelten „butterfly plate" vor [3]. Sie blieb in ihrer Verankerung auf den Knochen des Os sacrum beschränkt und überbrückte die SIG nicht. Durch die Dimension der Platte wäre eine komplette Freilegung der dorsalen Sakrumoberfläche nötig gewesen. Angaben über einen evtl. vorgenommenen klinischen Einsatz finden sich nicht.

Mehrere Untersuchungen konnten zeigen, daß auch in der anatomisch komplizierten Region des Os sacrum Regionen bestehen, in denen mit relativ großer Sicherheit ein Implantat verankert werden kann, ohne auf das Ilium ausweichen zu müssen [3, 123], (Dohring et al. 1991, persönliche Mitteilung).

Ziel der vorgelegten Studie war es, zunächst weiter Aufschlüsse über die Inzidenz der Sakrumfraktur, über häufige Frakturverläufe und die Rate der neurologischen Begleitverletzungen zu gewinnen.

Zur klinischen Analyse wurde auf das Krankengut der Unfallchirurgischen Klinik der Medizinischen Hochschule Hannover aus dem Zeitraum von 1972–1991, bestehend aus 1695 Beckenfrakturen, zurückgegriffen.

Unter der angeführten Problematik der bis jetzt nur unzureichend gelösten Osteosynthesetechnik bei instabilen Frakturen des Sakrums wurde die Möglichkeit einer spezifischen Sakrumosteosynthese untersucht. Ziel war, eine „begrenzte" Osteosynthesetechnik durch ein sich ausschließlich im Knochens des Sakrums verankerndes Implantat zu entwickeln.

Durch die Entwicklung dieser Minimalosteosynthese („lokale" Stabilisierung) sollte die notwendige Freilegung des Sakrums reduziert werden, ohne die Übersicht für eine evtl. notwendige Nervenfreilegung und Dekompression der Nervenwurzeln einzuschränken.

Für die notwendigen vergleichenden biomechanischen Untersuchungen dieser „Minimalimplantate" war es nötig, ein neues Fraktur- und Belastungsmodell des Beckens zu entwickeln. Es wurde dabei eine Lastsimulation am kompletten Beckenring mit Muskelzugsimulation gewählt; das Frakturmodell orientierte sich an einem klinisch häufigen instabilen Beckenfrakturtyp (C1 nach Tile, mit Symphysenruptur und transforaminaler Sakrumfraktur). Durch den Einsatz einer dreidimensionalen Meßtechnik konnten das Translations- und Rotationsverhalten des frakturierten Sakrums direkt im Frakturspalt gemessen werden.

2 Anatomie des Beckenrings

2.1 Knöcherne Anatomie von Beckenring und Os sacrum

Anatomische Untersuchungen am Beckenring wurden schon früh durchgeführt. Nach Luschka wurde der Begriff „Becken" schon 1543 von Vesalius geprägt [105]. Das Interesse galt v.a. dem weiblichen Becken und den Untersuchungen der Geburtswege. Verletzungen des Beckenrings wurden im wesentlichen im Rahmen von Problemgeburten mit notwendig werdenden Beckenringunterbrechungen beobachtet (transpubische Osteotomie und Symphysendurchtrennungen). Besonderes Interesse fanden demgemäß die gelenkigen Verbindungsstellen des Beckenrings, die SIG und die Symphyse.

Über die Natur der Iliosakralgelenke herrschte lange Unklarheit, obwohl Meckel schon 1816 auf das Vorhandensein von knorpeligen Gelenkflächen hingewiesen hatte [115]. Luschka beschrieb 1858 ausführlich den Charakter dieser „echten" Gelenke mit ihrer Gelenkbeweglichkeit [105]. Aber erst Untersuchungen der neueren Zeit konnten einen ungefähren Eindruck von der Bewegungsmechanik im dorsalen Beckenring geben.

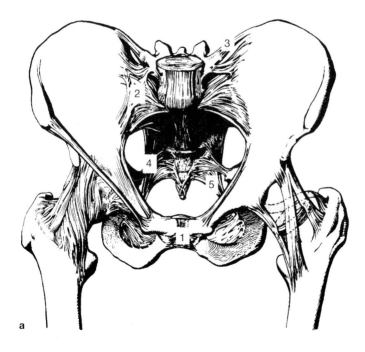

Abb. 1a, b. Ansicht des knöchernen Beckenrings im „aufrechten Stand" von **a** ventral und **b** dorsal mit Darstellung der wichtigen Ligamentverbindungen (modifiziert nach [102]) *1* Symphysis pubis mit Lig. pubicum superius und Lig. arcuatum pubis, *2* Lig. sacroiliacum ventrale, *3* Lig. iliolumbale, *4* Lig. sacrospinale, *5* Lig. sacrotuberale, *6* Lig. sacroiliacum dorsale, *7* Lig. supraspinale

2.1 Knöcherne Anatomie von Beckenring und Os sacrum

Der knöcherne Beckenring, oder auch Beckengürtel genannt, setzt sich aus den beiden Hüftbeinen, Ossa coxae, und dem Sakrum zusammen. Der Ring wird ventral über die Symphysis pubica elastisch geschlossen, dorsal ist das Os sacrum über die beiden straff bandgeführten SIG elastisch eingebunden.

Die Kraftübertragung von den unteren Extremitäten auf die Hüftgelenke und weiter auf das Sakrum und die Wirbelsäule erfolgt durch die aus Os ilium, Os pubis und Os ischium zusammengesetzten Ossa coxae. Sie bieten weiterhin der zum aufrechten Gang kräftig ausgebildeten Muskulatur des Oberschenkels und Rumpfes Ansatz. Die ausladenden Schaufeln des Iliums umschließen teilweise das „große" Becken, distal der Linea terminalis ist der Peritonealraum vollständig knöchern umschlossen. In einem komplexen Zusammenspiel der knöchernen und ligamentären Strukturen mit den Muskelzügen wird der aufrechte Gang, der Stand, aber auch die sitzende Position des Menschen ermöglicht. Im folgenden soll die anatomische Betrachtung dieser Region auf das Sakrum, die SIG sowie auf die wesentlichen Grundzüge der Muskelmechanik des Hüftgelenks, soweit sie zur Verdeutlichung des Einbeinstands nötig sind, dargestellt werden (Abb. 2).

Deutlich erkennbar ist die Dimension der Pars lateralis des 1. Sakralkörpers. Diese Struktur hat eine wesentliche lasttragende Funktion im dorsalen Beckenring. Nach Gunterberg [63] bleibt bei Sakrumresektionen, die lediglich den ersten Sakralkörper erhalten, die Stabilität des Beckenrings bestehen. Die Region zwischen dem Processus articularis posterior und dem ersten Sakralforamen wird als Auflagefläche der kranialen Platte der „lokalen" Osteosynthese verwendet.

Das Kreuzbein (Os sacrum) entsteht entwicklungsgeschichtlich aus der Verschmelzung von 5 Wirbeln und deren Rippenresten. Es ist sowohl als Verbindungsstruktur zwischen Beckenring und Wirbelsäule, aber auch als Teil des knöchernen Beckenrings zu betrachten.

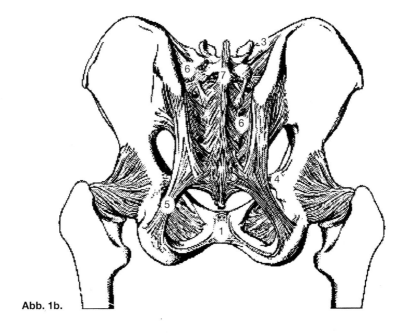

Abb. 1b.

2 Anatomie des Beckenrings

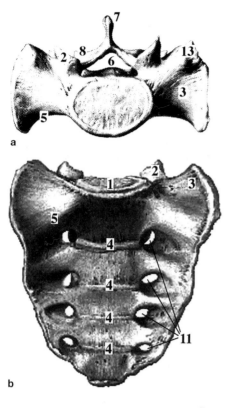

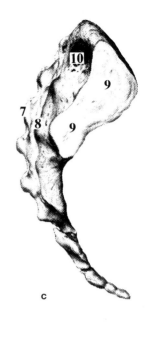

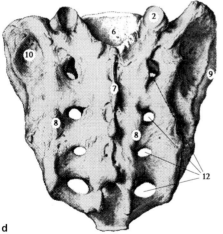

Abb. 2a–d. Aufsicht auf das Os sacrum von mehreren Seiten (modifiziert nach Sobotta u. Becher, 1972). Ansicht von **a** kranial, **b** ventral, **c** seitlich, **d** dorsal. (*1* Basis ossis sacri, *2* Processus articularis superior, *3* Pars lateralis, *4* Lineae transversae, *5* Pars sacralis lineae terminalis, *6* Canalis sacralis, *7* Crista sacralis mediana, *8* Crista sacralis intermedia, *9* Facies auricularis ossis sacri, *10* Tuberositas sacralis, *11* Foramina sacralia pelvina, *12* Foramina sacralia dorsalia, *13* Processus costarius vertebralis sacralis I)

Von dreieckiger Form, deren Basis nach kranioventral zeigt, verjüngt sich das Sakrum nach kaudal dorsal. Navch Staubesand (1975) beträgt die durchschnittliche Neigung der Basis ossis ischii zur Senkrechten 47° [177]. Ventralseitig sind die Verschmelzungslinien der Wirbelkörper als Lineae transversae erkennbar, kaudalwärts bilden die verschmolzenen Wirbelbögen den sich nach distal öffnenden Canalis sacralis. Die entwicklungsgeschichtlich angelegten Dornfortsätze sind als Crista sacralis mediana, die Gelenkfortsätze in den niedrigeren Cristae sacralis intermediate verschmolzen.

Die Foramina sacralia pelvina et dorsalia erlauben den Durchtritt der Nervenwurzeln nach ventral und dorsal. Sie entsprechen entwicklungsgeschichtlich den Zwischenwirbellöchern der Wirbelsäule.

Die Partes laterales des Sakrums oder auch Massa lateralis, klinisch als „ala ossis sacri" bezeichnet, leitet sich aus verschmolzenen Rippenrudimenten und Querfortsätzen ab. Sie trägt beidseits die Facies auricularis, welche die gelenkige Verbindung zu den Darmbeinschaufeln herstellt. Die Gelenkfläche ist „nieren-" oder auch „ohrenförmig" ausgebildet und nach ventral gekrümmt.

Mehrere Untersuchungen beschäftigten sich mit Form und Funktionsweise der SIG. Die Gelenkflächen sind in ihrer Oberfläche unregelmäßig geformt und weisen eng ineinandergreifende Ausbuchtungen und Vertiefungen auf. Waldeyer (1989) beschreibt eine bogenförmige Vorwölbung mittig in der der iliakalen Gelenkfläche, den Bogenwulst, der sich in einer entsprechenden Vertiefung der sakralen Gelenkfläche abstützt [189]. Dem in seiner Ausprägung variablen Bogenwulst kann nach neueren Auffassungen keine direkt stabilisierende und lastaufnehmende Funktion mehr zugeordnet werden, eine entsprechend der „Schlußstein-Theorie" knöcherne Einkeilung des Sakrums in den Beckenring im aufrechten Stand findet nicht statt [177, 179]. Vielmehr würde das Sakrum im aufrechten Stand nach Durchtrennung sämtlicher Ligamentverbindungen aus dem Beckenring „fallen".

Die Gelenkflächen der SIG sind primär knorpelig angelegt und sind am Sakrum durchschnittlich 1–4 mm, am Ilium 0,3–0,6 mm stark. Sowohl hyaliner Knorpel als auch Faserknorpel wurde gefunden [31, 105, 149].

2.2 Ligamentäre Verbindungen der SIG

Der Beckenring ist besonders im dorsalen Anteil von kräftigen Bändern überzogen. Das im aufrechten Stand bis teilweise zur Waagerechten nach ventral geneigte Sakrum [105] wird im wesentlichen durch die sich direkt zwischen Ilium und Sakrum, die Articulatio sacroiliaca umgebenden Ligg. sacroiliacae interosseae, sowie die sehr kräftige sich zwischen der Crista iliaca dorsalis und der dorsalen Sakrumfläche ausspannenden Bandplatte, den Ligg. sacroiliaca dorsales, gehalten.

Als Ansatzflächen dienen die stark gefurchten Regionen der Tuberositas iliaca und der Tuberositas sacralis. Der dorsale Bandapparat umschließt in seinem sakralen Ansatz die Foramina dorsalia bis an den medialen Foramenrand.

Medial der Foramen entspringen weitere kurze Bandverbindungen, die zur Crista sacralis mediana ziehen. Eine die Foramenebene überspannende Bandstruktur ist nicht nachzuweisen. Eine Fraktur, die den Bereich der Foramen betrifft, kann also nicht durch eine übergreifende Bandstruktur stabilisiert sein (Abb. 3).

Frakturen, die lateral der Foramen liegen und wenig verschoben sind (wie es z.B. im Rahmen von lateralen Kompressions- oder auch Außenrotationsverletzungen des Beckens vorkommen kann), sind durch kräftige darüberliegende Bandplatte der Ligg. sacroiliacalia dorsales weitgehend stabilisiert. Bei größerer Gewalteinwirkung können aber auch diese Bandverbindungen reißen, es kommt zur völligen Dissoziation des dorsalen Beckenrings.

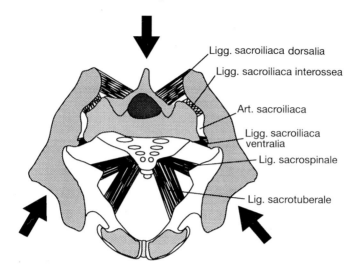

Abb. 3. Biomechanisch wichtige Bandverbindungen des Beckens. Aufsicht auf einen Schnitt des Beckenrings schräg in der Ebene der Linea terminalis. Mit *Pfeilen* ist die Lastübertragung von beiden Hüftgelenken über Os ilium und SIG zum Os sacrum und der Wirbelsäule angedeutet

An der kaudal gelegenen Dorsalfläche des Sakrums entspringt fächerförmig das Lig. sacrotuberale und setzt leicht schräg nach lateral verlaufend am Tuber ossis ischii an. Dazu nahezu senkrecht verlaufend entspringt das Lig. sacrospinale weiter distal an der Dorsalseite des Sakrums und spannt sich zur Spina ischiadica. Besonders dem Lig. sacrospinale wird eine wesentliche Funktion in der Beckenstabilisation zugeordnet, das Lig. sacrotuberale ergänzt sich in gleichsinniger Wirkungsweise mit dem M.gluteus maximus [105].

Anatomische Überlegungen und biomechanische Versuche konnten belegen, daß diese beiden Bandstrukturen besonders den Rotationsbewegungen der Ossa coxae, aber auch Rotationen des Sakrums entgegenwirken [91, 132].

Nach kranial bestehen Bandverbindungen zwischen 5. Lendenwirbelkörper (LWK) und Ilium in Form der Ligg. iliolumbalia. Ihre Ansätze beziehen den Processus costalis des 5. LWK ein. Ihnen wird besonders eine stabilisierende Bedeutung für die seitliche Beugung zugemessen [201]. Eine instabile Beckenverletzung kann so häufig zu Abrißfrakturen des Processus costalis (Processus transversus) des 5., gelegentlich auch 4. LWK führen und ist als wichtiger Indikator bei der Röntgendiagnostik zu werten.

Ventralseitig überspannen die schwächer ausgebildeten Bandverbindungen der Ligg. sacroilicalia ventrales das Iliosakralgelenk. Sie entspringen aus dem Periost und verstärken mit quer über den Gelenkspalt verlaufende Fasern die Gelenkkapsel.

2.3 Biomechanik der SIG

Die Lastübertragung von den unteren Extremitäten über das Becken auf die Wirbelsäule ist als dynamischer Vorgang anzusehen. Die durch die Elastizität der Unter- und Oberschenkel schon wesentlich gedämpften Laststöße werden über das Hüftgelenk in das Os ilium eingeleitet. Die kräftige Struktur des Os innominatum, besonders in der Region des hinteren Pfeilers des Acetabulums, überträgt die Kräfte im Zweibeinstand bogenförmig auf die SIG [101]. Durch die Form und Lage der SIG entsteht ein Drehmoment auf das „hängebrückenartig" über die Ligg. sacroiliacalia dorsales stabilisierte Os sacrum. Die

Abb. 4. Kraftfluß am Beckenring. (modifiziert nach [179]). Der Beckenring ist schematisch im aufrechten Stand mit proximalen Oberschenkeln und distaler Lendenwirbelsäule dargestellt. Die *Pfeile* deuten den Kraftfluß von der Wirbelsäule über den hinteren Beckenring in beide Femura an. Unter Belastung kommt es dabei zu einer Rotationsbewegung des Sakrums in den SIG um eine horizontal liegende Achse. Diese Rotationsbewegung wird durch die Ligg. sacrospinale und sacrotuberale gebremst. Dorsal spannen sich die Ligg. sacroiliaca dorsalia an und „verklemmen" das Sakrum elastisch im dorsalen Beckenring. Im vorderen Beckenring kommt es im wesentlichen zu Zugbelastungen entlang der Horizontalachse. Im Einbeinstand wird der vordere Beckenring im wesentlichen Scherbelastungen unterworfen.

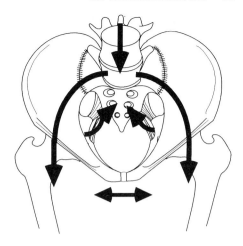

entstehende Rotationsbewegung um eine imaginäre Achse in der Frontalebene führt zur Anspannung der Ligg. sacraoliaca. Dadurch kommt es zu einer Kompression der sakroiliakalen Gelenkflächen, das Sakrum wird dynamisch zwischen den beiden Darmbeinen „festgeklemmt". Diese Rotationsbewegung wird endgültig durch Anspannung des Lig. sacrospinale und auch des Lig. sacrotuberale gebremst.

Dieser komplexe Bewegungsablauf erlaubt durch die elastische Kraftüberleitung vom Becken auf die Wirbelsäule eine weitere Stoßdämpfung [179] (Abb. 4). Die exakte Bewegungsmechanik des SIG ist bisher nur annähernd bekannt. Untersuchungen an Beckenpräparaten kombiniert mit theoretischen Überlegungen ließen erkennen, daß der Bewegungsablauf komplexer Natur ist und mit einer einzelnen horizontal verlaufenden Achse nicht ausreichend beschrieben ist [4, 13, 37, 45, 47, 90, 105, 119, 120, 160].

Die Bewegungen innerhalb des Beckenrings konnten in radiologischen Untersuchungen und Messungen am Lebenden nachvollzogen werden [10, 23, 41, 53, 98, 169, 194]. Zusammenfassend läßt sich aus den vorliegenden Untersuchungen ableiten, daß unter der Belastung alle Anteile des Beckenrings eine komplexe Bewegung zueinander ausführen. Eine angenäherte Drehachse liegt dorsal der ISG am Übergang vom 1. zum 2. Sakralkörper und ändert ihre Position während der Bewegung. Das Sakrum rotiert unter Last mit seinem kranialen Teil nach ventral kaudal. Die Angaben über das Ausmaß der Rotation schwankt zwischen 2° [41] und 12° [98]. Zusätzlich finden Translationsbewegungen statt, die im Bereich von 2 mm [41] – 26 mm [98] gemessen wurden. Die Beweglichkeit ist beim weiblichen Geschlecht höher und nimmt während einer Schwangerschaft zu. Im Alter nimmt die Beweglichkeit ab.

Zur Erklärung der bestehenden großen individuellen Unterschiede in der Beweglichkeit der SIG wird ein Zusammenhang mit der individuell unterschiedlichen Form und Verzahnung der Gelenkflächen diskutiert.

Berner führte ausführliche Messungen an isolierten ISG und kompletten Beckenringpräparaten durch [7]. Bei kraniokaudaler Belastung (senkrecht zur Foramenachse) wurden Bandzerreißungen und Sakrumfrakturen beobachtet. Traten Bandzerreißungen auf, betrug die durchschnittliche Dislokation 5,1 mm bei einer Bruchlast von 4933 ± 1038 N; Frakturen traten bei einer durchschnittlichen Dislokation von 3,3 mm auf (F_{max} = 3313 ±

469 N). Beim dorsokranialen Schub, einer Belastung, die parallel zur Foramenachse liegt, wurden Translationen von 6,6 mm vor Ligamentzerreißung (F_{max} = 5150 ± 947 N) bzw. 3,0 mm vor Frakturen (F_{max} = 5692 ± 708 N) gemessen. Bei reiner Zugbelastung im SIG, also einer Belastung entlang der Horizontalachse, konnte bis zu einem Dislokationsausmaß von 2,7 mm die Ausgangslage wieder erreicht werden; darüber hinausgehende Dislokationen führten zu einer bleibenden Dislokation mit einer Zerstörung der Bandstruktur.

Die Messungen der Rotationsbewegungen im SIG ergaben einen maximalen Winkel von 5,2° vor Auftreten einer Kreuzbeinfraktur (Drehmoment$_{max}$ = 149 Nm) und 11° vor Auftreten einer Bandruptur (Drehmoment$_{max}$ = 120 Nm).

Bewegungsuntersuchungen mit eingespanntem Sakrum an 4 Beckenpräparaten führten zur Bestimmung eines Drehpunktes der SIG-Bewegung, der in der seitlichen Projektion 10–14 mm kranial und 15–25 mm ventral der spina iliaca posterior superior angenommen wurde.

Aus seinen Untersuchungen schließen allerdings auch Berner et al., daß die Annahme einer einzelnen Rotationsachse die wirkliche Bewegung nicht beschreiben kann [8].

2.4 Topographische Anatomie des Os sacrum

Der lumbale und sakrale Spinalkanal enthält beim Erwachsenen keine Rückenmarkanteile mehr. Der Conus medullaris des Rückenmarks liegt am Übergang vom 12. Brustwirbel zum 1. LWK [87]. Im Bereich des sakralen Spinalkanals verlaufen die Spinalnerven der Nn. sacrales und Nn. coccygei und bilden nach Verlassen des Sakrums durch die Foramina sacralia ventrales den sakralen Anteil des Plexus lumbosacralis. Über die Foramina sacrales dorsales werden die kleineren Äste der Rr. dorsales der Nn. sacrales abgegeben. Die Abgänge 1–3 werden auch als Nn. clunei medii zusammengefaßt [175].

Die Lagebeziehung zwischen den sakralen Nervenwurzeln und dem umgebenden Sakrum wurden von Denis et al. an 39 anatomischen Präparaten untersucht [32]. Der Duralsack endet bei 6 von 39 Patienten (14%) in der Höhe des Sakralkörpers S_1, bei 84% in Höhe S_2 und in 2% in Höhe S_3. Der Durchmesser der Nervenwurzeln S_1 und S_2 betrug 1/3 bis 1/4 des Durchmessers des umgebenden knöchernen Foramens. In der Höhe S_3 und S_4 verschob sich dieses Verhältnis weiter, hier betrug der Durchmesser der Nervenwurzeln nur 1/6 des Foramendurchmessers. Der Durchmesser der Nervenwurzeln zeigte geschlechtsspezifische Unterschiede, bei Männern betrug die Querschnittsfläche der Nervenwurzel S_1 durchschnittlich 99 mm^2 bei Frauen 90 mm^2. Der Querschnitt der folgenden Wurzeln S_2–S_5 verringerte sich auf 80, 60, 20 und 15% des Querschnitts S_1.

Die Autoren schlossen daraus, daß bei Verletzungen, die das Foramen S 1 und S_2 betreffen, mit höherer Wahrscheinlichkeit mit Nervenschäden zu rechnen sei als bei weiter distal gelegenen Frakturen.

Diese spezielle Lagebeziehung in der Sakrumanatomie war schon 1982 von Whelan u. Gold anhand von computertomographischen (CT-)Serienschnitten des Sakrums in vivo beschrieben worden [196].

Die für neurologische Begleitverletzungen nach Beckenring- und Sakrumfrakturen bedeutsamen anatomischen Strukturen sind der Truncus lumbosacralis, Plexus sacralis und Plexus coccygeus.

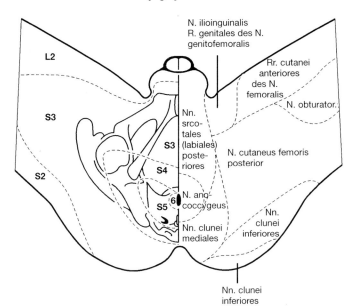

Abb. 5. Dermatome des Plexus pudendus und Plexus coccygeus (nach [134]). Dargestellt ist die radikuläre Innervation der rechten Körperhälfte und die periphere Innervation der linken Körperhälfte.

Der Truncas lumbosacralis setzt sich aus den Rr. ventrales der Wurzeln L_4 und L_5 zusammen. Verbunden durch die Nervenschlinge der Ansa lumbalis ventralis liegt er im Bereich der Pars lateralis des Sakrums der Knochenoberfläche eng an und verbindet sich, nachdem er das SIG im Bereich der Linea terminalis des Beckens nach lateral hin überkreuzt hat, auf der Vorderfläche des M. piriformis mit den Sakralnerven zum Plexus sacralis. Nach Mummenthaler empfiehlt sich eine weitere Aufteilung des Plexus sacralis in den Plexus ischiadicus, der sich aus den Wurzeln L_4–S_3 zusammensetzt und Beckengürtel und untere Extremität versorgt und den Plexus pudendus, der aus den Wurzeln S_2–S_4 gebildet wird und Haut und Muskulatur des Beckenbodens, Damms und der äußeren Genitale innerviert [134] (Abb. 5). Zusätzlich führt der Plexus pudendus Fasern des sakralen Parasympathikus zu den Beckeneingeweiden.

Von den ventralen Sakralformen nach medial heraustretend vereinigen sich vor der ventralen Sakrumkortikalis die Fasern des sakralen Truncus sympathicus. Mit Rr. comunicantes steht er mit dem Plexus sacralis in Verbindung.

Der Plexus ischiadicus gliedert sich in eine ventrale und dorsale Schicht, welche beide Fasern aus allen beteiligten Wurzeln L_4 bis S_3 enthalten. Aus dem ventralen Anteil bildet sich der N. tibialis, aus dem dorsalen der N. peronaeus communis, beide Hauptstämme teilen sich in der Regel erst nach Verlassen des Foramen ischiadicus majus; gelegentlich erfolgt die Aufteilung jedoch schon weiter proximal. In diesen Fällen durchbohrt der N. peronaeus communis in fast allen Fällen den M. piriformis.

Der Plexus pudendus führt neben den Fasern der Wurzeln S_2 bis S_4 auch parasympathische und sympathische Anteile. Er innerviert mit seinen kurzen Ästen den M. levator ani und M. coccygeus. Als Hauptast geht aus dem Plexus pudendus der N. pudendus hervor, der nach dem Austritt durch das Foramen infrapiriforme um die Spina ischiadica herum durch das Foramen ischiadicum minus wieder in das kleine Becken einbiegt und an der lateralen Wand der Fossa ischiorectalis nach ventral zieht.

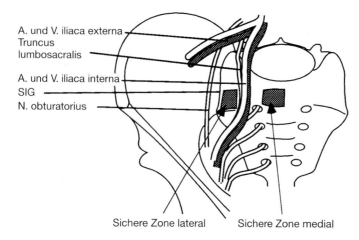

Abb. 6. Lagebeziehung des Truncus lumbosacralis, von A. und V. iliaca interna und des N. obturatorius zu den verschiedenen Anteilen der ventralen Sakrumoberfläche und des SIG. (Modifiziert nach Dohring et al., persönliche Mitteilung und Mirkovic et al. [123])

Muskeläste innervieren den M. sphincter ani externus, die Mm. transversi perinei superficialis et profundus sowie den M. ischiacavernosus. Sensible Äste versorgen die Haut der Analregion, des Damms und von Skrotum bzw. Labia majores. Als weiterer Endast tritt der N. dorsalis penis bzw. clitoridis durch das Diaphragma urogenitale am unteren Schambeinast entlang zu seinem sensiblen Erfolgsgebiet.

Aus den ventralen Wurzeln S_3 bis S_5 bildet sich abschließend der Plexus coccygeus. Er ist an der Innervation des M. coccygeus und eines Teils des M. levator ani beteiligt und gibt sensible Äste zur Versorgung der Haut über Coccygeum und Anus ab.

Bei Beckenfrakturen und besonders im Rahmen von Sakrumfrakturen kann es zur Verletzung oder neurogenen Schäden in jedem Anteil des Plexus lumbosacralis kommen. Neben augenfälligen Lähmungen von Muskeln an der unteren Extremität, wie sie bei Verletzungen der Wurzeln L_4 bis S_1 vorkommen, sind besonders Sphinkterstörungen von Rektum und Blase und sensible Ausfälle im Genital- und Analbereich für den Patienten behindernd. Diese Störungen werden aufgrund der Schwere der Begleitverletzungen, ein Großteil der Patienten ist aufgrund der Polytraumasituation intubiert und mit Urinkatheter versorgt, oft nicht primär erkannt.

Da augenfällige motorische Lähmungen bei Verletzungen distal der Sakralwurzeln S_1 nicht mehr vorkommen, läßt sich nur durch eine differenzierte neurologische Suche nach Sensibilitätsausfällen und Störungen der Sphinkterfunktionen der Verdacht auf eine tieferliegende Nervenschädigung erhärten.

Neben den Strukturen des Plexus lumbosacralis treten weitere wichtige Strukturen in unmittelbare Nähe des Os sacrum und können bei Verletzungen betroffen sein (s. Abb. 6). Die A. und V. iliaca interna liegen neben dem beschriebenen Truncus lumbosacralis an der sakralen Kante der Linea terminalis direkt der sakralen Korticalis an. Im Bereich des Promontoriums befinden sich die A. und V. sacralis mediana und das sympathische sakrale Geflecht in Knochennähe. Der dorsokraniale Anteil des ISG wird vom N. obturatorius in Sakrumnähe gekreuzt.

Neben den unfallbedingten Schädigungen sind die genannten Strukturen aber auch in hohem Maß durch evtl. posttraumatisch notwendige operative Eingriffe gefährdet. Die Stabilisierung von Sakrumfrakturen setzt deswegen eine genaue Analyse von „sicheren" Regionen voraus.

Tabelle 3. Abstand der ventralen Sakrumoberfläche zu wichtigen benachbarten Strukturen. Zusammenfassung von Messungen an 22 Beckenpräparaten. (Nach [123])

Anatomische Struktur	V. iliaca interna	A. iliaca interna	Truncus lumbosacralis	N. obturatorius
Durchschnittlicher Abstand zum Sakrum [mm]	2,4	11,4	0,1	9,7
Minimum/ Maximum	0/4	8/18	0/2	6/15

Mircovic et al. führten Messungen über den Abstand dieser Strukturen von der ventralen Sakrumoberfläche in Höhe der verlängerten Linea terminalis durch (Tabelle 3) [123]. Diese Messungen zeigten, daß sich die V. iliaca interna und der Truncus lumbosacralis auf unter 5 mm der ventralen Kortikalis nähern.

Betrachtet man die linke ventrale Sakrumoberfläche, so liegt hier das Mesenterium des rektosigmoidalen Übergangs direkt dem Sakrum an. Das Mesenterium nimmt bis in Höhe des 3. ventralen Sakrumforamens an Ausdehnung ab, die Darmwand selbst nähert sich erst distal dieser Höhe weiter der Sakrumkortikalis.

In 2 Studien wird diese Lagebeziehung des knöchernen Sakrums zu den umgebenden Strukturen näher untersucht. Ziel war es, „sichere" Zonen für die Verankerung von Implantaten für lumbosakrale Fusionen zu evaluieren [123]; Dohring et al., persönliche Mitteilung).

Beide Autoren konnten „sichere" Zonen identifizieren. Eine Zone liegt medial des neurovaskulären Bündels gebildet aus A. und V. iliaca interna und Truncus lumbosacralis. Eine kleinere „sichere" Zone liegt lateral des neurovaskulären Bündels und wird lateral vom SIG begrenzt.

Diese Zonen sind in Abb. 6 dargestellt. Dohring et al. (persönliche Mitteilung) geben zusätzlich noch eine weitere unsichere Zone im Bereich des Promontoriums an, die mediale „sichere" Zone wird dadurch verkleinert. Innerhalb dieser „sicheren" Zonen kann ohne Gefahr mit einem Implantat die ventrale Kortikalis des Sakrums zur verbesserten Verankerung penetriert werden.

Mit der Positionierung von transsakralen Schraubenfixationen beschäftigten sich mehrere Autoren. Harrington gab 1976 eine transpedikuläre Verankerung in Höhe von S_1 mit kleinen „sakral bars" an [68]. Diese Implantate wurden transiliosakral durch das sog. alare Fenster in das Sakrum eingebracht, eine ventrale Sakrumperforation fand nicht statt.

Bei einer rein sakralen Schraubenlage wird zur Erhöhung der Verankerungsstabilität eine bikortikale Lage angestrebt. Die Schraubenlage ist im Gegensatz zu der von Harrington angegebenen Technik nicht mehr parallel zur ventralen und dorsalen Sakrumoberfläche, sondern muß von dorsal in relativ steilem Winkel die Sakrumkortikalis eröffnen.

Nach Mirkovic erreicht eine in Höhe des Sakralkörpers S_1 von dorsal her durch den sakralen Pedikel nach medial hin eingebrachte Schraube in jedem Fall die „sichere" mediale Zone [123]. Zum Erreichen der lateralen oder alaren „sicheren" Zone geben Dohring et al. (persönliche Mitteilung) einen Winkel von durchschnittlich 37,1° nach lateral von der Sagittalebene weggeneigt und 22,1° nach kaudal (bezogen auf die Sakrumschulter) geneigt an.

Mirkovic et al. [123] führten Messungen zur erreichbaren Schraubenlänge im Sakrum durch. Dabei plazierten sie auch Schrauben in der lateralen „sicheren" Zone, wobei Eintrittswinkeln von 30° lateral und 25 bzw. 45° kaudaler Orientierung gewählt wurden. Bei 45° kaudaler Abwinkelung wurde ein besserer Knochenkontakt erreicht, wobei ein 55%iges Risiko der Verletzung des Truncus lumbosacralis und ein 10%iges Risiko der SIG-Penetration angegeben werden.

Zusätzlich werden in Höhe des 2. Sakralwirbels mögliche Schraubenpositionen angegeben. Nach Mirkovic et al. ist eine nach zentral gerichtete Schraubenrichtung möglich, Dohring et al. geben eine transalare Schraubenlage an.

Beide Arbeitsgruppen geben übereinstimmend große individuelle Unterschiede an, die eine exakte individuelle Anpassung der Implantate nötig macht. Ein signifikanter Geschlechtsunterschied bei den nötigen Eintrittswinkeln war allerdings nicht nachzuweisen. Tabelle 4 stellt die erreichten Schraubenlängen in den verschiedenen Positionen zusammen [3, 123]; (Dohring et al., persönliche Mitteilung).

Tabelle 4. Experimentell ermittelte, im Os sacrum erreichbare Schraubenlängen in verschiedenen Positionen. S_1-Promontorium gibt die sog. transpedunkuläre Schraubenlage an. S 1-Transalar und S_2-Transalar kennzeichnen eine Schraubenposition lateral der sakralen Foramen parallel zum SIG

Schraubenlage	Autor	Geschlecht	n	Intraossäre Schraubenlänge [mm]
S_1-Promontorium	Asher et al. [3]	Männlich	9	49,7 ± 3,7
		Weiblich	9	46,9 ± 3,3
	Dohring et al.	Männlich	8	58,6 (min 50, max 70)
	(persönliche	Weiblich	7	51,9 (min 46, max 54)
	Mitteilung)	Alle	38	53,2 (min 42, max 70)
S_1-Transalar	Asher et al. [3]	Männlich	9	38,8 ± 2,7
		Weiblich	9	37,2 ± 2,5
	Dohring et al.	Männlich	8	52,4 (min 47, max 55)
	(persönliche	Weiblich	7	58,4 (min 54, max 65)
	Mitteilung)	Alle	38	52,6 (min 43, max 65)
	Mirkovic et al. [123]	Alle 30°	22	38,0 (min 25, max 65)
		Alle 45°	22	44,0 (min 42, max 67)
S_2-Transalar	Dohring et al. (persönliche Mitteilung)	Alle	38	55,1 (min 42, max 67)

2.5 Biomechanik des aufrechten Standes

Das Hüftgelenk hat von seiner anatomischen Form her einen großen Bewegungsumfang in allen Freiheitsgraden. Die Hüftgelenke müssen allerdings zum aufrechten Stand und zum Einbeinstand längerfristig, zum Gehen und Laufen kurzfristig wirkungsvoll stabilisiert werden können (Abb. 7).

Als statische Stabilisatoren wirken hierbei die außerordentlich kräftig ausgebildeten Ligg. ischiofemoralia und die Hüftgelenkkapsel. Durch passive Anspannung dieser Strukturen ist besonders die Extension gehemmt.

Eine dynamische Stabilisation wird durch kräftig ausgebildete hüftübergreifende Muskelschlingen erreicht. Die Muskelgruppen der Strecker, der Adduktoren und Außenrotatoren sind stärker ausgebildet als ihre Antagonisten, die Beuger, Abduktoren und Innenrotatoren. Die schwächeren Muskelzüge werden allerdings durch die in diesem Bereich stärker bewegungshemmend ausgebildeten iliofemoralen Bänder ergänzt [78, 125].

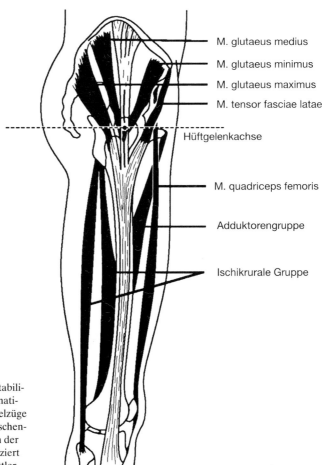

Abb. 7. Muskelzüge zur Stabilisierung des Standes. Schematische Darstellung der Muskelzüge des Beckens und des Oberschenkels im aufrechten Stand in der seitlichen Ansicht. (Modifiziert nach Benninghoff u. Goerttler [6a])

2 Anatomie des Beckenrings

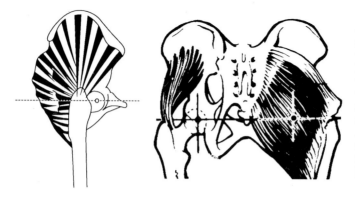

Abb. 8. Stabilisierung der Beckenposition durch die Muskelgruppe der Abduktoren und den M. glutaeus maximus. Darstellung in seitlicher und posteriorer Ansicht. (Modifiziert nach Benninghoff u. Goerttler [6a] und [102])

Eine zur maximalen Kraftentfaltung günstige Vordehnung erhalten die hüftüberspannenden Muskeln bei Abweichung von der Normalstellung im aufrechten Stand. So wird eine wirkungsvolle Gegenregulation zum Erhalt einer statischen Position ermöglicht, bzw. kann eine willkürlich neu eingenommene Position muskulär fixiert werden.

Im Einbestand ist besonders die Muskelgruppe der Abduktoren von Bedeutung, um einem Absinken des gegenseitigen Beckenrings entgegenzuwirken.

Da die Ansatzfläche der Abduktoren am Os ilium sowohl ventral als auch dorsal der Frontalebene liegt, kann auch ein um die Transversalachse nach ventral oder dorsal gerichtetes Drehmoment ausgeglichen werden.

Die Muskelgruppe der Abduktoren sitzen V-förmig am Trochanter major an, wobei der Ursprung des M. glutaeus minimus ventral der Trochanterspitze und der des M. glutaeus medius dorsal der Trochanterspitze entspringt.

Zusätzliche Stabilisierung bewirkt der von ventral her weiter nach distal in den Tractus iliotibialis einstrahlende M. tensor fasciae latae. Die Muskelschlinge des M. glutaeus maximus und seines Antagonisten M. iliopsoas spielt besonders für die Hüftbeugung und Extension eine große Rolle, im Einbeinstand wirkt der M. glutaeus maximus zusätzlich unterstützend (Abb. 8).

Die Muskelgruppe der Abduktoren ist also in der Lage, ein Drehmoment des Beckens bei einseitiger Unterstützung des Hüftgelenks in der Frontal- und Sagittalebene zu kompensieren.

3 Klinische Aspekte zu Diagnostik, Klassifikation und Therapie der Sakrumfrakturen

3.1 Diagnostik bei Beckenringverletzungen und Sakrumfrakturen

Im folgenden Abschnitt soll die derzeit übliche und in der praktischen Anwendung bewährte Standarddiagnostik zur Untersuchung von dorsalen Beckenringinstabilitäten und hier speziell der Sakrumfrakturen dargestellt werden. Es wird besonders Wert auf einen klinisch praktikablen und vom Umfang her vertretbaren Untersuchungsablauf gelegt, denn die detaillierte Diskussion aller möglichen Verfahren würde den gesetzten Rahmen der Studie übersteigen.

Die Diagnostik bei Beckenfrakturen und Sakrumfrakturen ist in der Regel durch die Schwere der Allgemeinverletzung des Patienten beeinflußt. Der intubierte, polytraumatisierte Patient ist einer detaillierten Anamnese nicht zugängig. Lediglich die Befragung des Rettungsdienstpersonals kann Anhaltspunkte über Unfallart, Verletzungsmechanismus, Art und Intensität der eingewirkten Gewalt ergeben.

Die Diagnostik stützt sich somit im wesentlichen auf Röntgenuntersuchungen. Es darf aber in keinem Fall versäumt werden, die im Rahmen des ersten „Checks" eines Polytraumatisierten notwendige klinische Untersuchung durch einige kurze, aber wesentliche Untersuchungen am Beckenring zu ergänzen [136].

Empfohlen wird neben der Inspektion v.a. eine orientierende klinische Stabilitätsprüfung. Es können damit gravierende Beckenringinstabilitäten frühzeitig erkannt werden und ggf. eine notwendige Notfallstabilisierung, entweder offen im Rahmen der Notfallaparatomie oder mit der Beckenzwinge nach Ganz eingeleitet werden [56, 146].

Es schließt sich eine sorgfältige Inspektion der dorsalen und ventralen Beckenregion an. Neben Wunden und Prellmarken muß v.a. auf Blutaustritt aus dem Orificium urethrae, auf Blutbeimengungen im Urin und auf Wunden und Blutungen in der Analregion geachtet werden. Eine orientierende rektale Untersuchung erlaubt die Beurteilung der Prostatalage bei männlichen Patienten (Urethra und Blasenbodenabrisse) und ergibt bei Blutnachweis weitere Hinweise für anorektale Verletzungen; ggf. ist dann die Diagnostik zu erweitern.

Als Standardröntgendiagnostik ist die Beckenübersichtsaufnahme im a.-p.-Strahlengang bei allen Beckenverletzten und bei allen Polytraumatisierten durchzuführen. Sie ist als wesentlicher Bestandteil der Primärdiagnostik anzusehen und sehr frühzeitig im Ablaufalgorithmus für die Behandlung von Schwerverletzten anzusiedeln [136, 164].

Sie hat einen hohen Aussagewert für die Primärdiagnostik der Beckenfraktur. So konnten Edeiken-Monroe et al. (1989) in einer Analyse von 154 Patienten mit Beckenverletzungen in 88% der Fälle die aufgrund weitergehender Diagnostik bestätigte endgültige Diagnose schon primär stellen [39].

In einer Serie von 142 Patienten geben Young et al. (1986 b) die Rate der primär richtigen Diagnose aufgrund der Beckenübersichtsaufnahme mit 94% an [204]. Allerdings lassen sich mit dieser Aufnahme keine detaillierten Angaben über eine Verschiebung der Fragmente in a.-p.- oder kraniokaudaler Richtung machen [179, 181]. Sie ist aber neben der klinischen Untersuchung die am schnellsten verfügbare diagnostische Maßnahme, um zwischen stabilen und instabilen Beckenverletzungen zu entscheiden [204].

Liegt eine nicht durch andere Verletzungen des Körpers erklärbare Kreislaufinstabilität vor und wird auf der Übersichtsaufnahme eine klinisch vermutete massive Beckenringinstabilität bestätigt, muß von einer hämodynamisch wirksamen pelvinen Blutung ausgegangen werden. Im eigenen Vorgehen hat sich ein spezielles Behandlungskonzept mit Frühstabilisierung des Beckens mit der Beckenzwinge nach Ganz (1991) [56] im Rahmen eines speziellen Behandlungsalgorithmus für komplexe Beckenfrakturen bewährt [11]. Eventuelle Kontraindikationen für die Anlage der Beckenzwinge (Iliumtrümmerfrakturen) lassen sich auf der Beckenübersichtsaufnahme erkennen.

Wird auf der Übersichtsaufnahmen eine dorsale Beckenringfraktur erkannt oder bestehen Unklarheiten über den Frakturverlauf werden ergänzend die Schrägaufnahmen des Beckens nach Pennal et al. [143] angefertigt.

Die sog. *„Inletaufnahme"* erlaubt eine genaue Beurteilung der Beckeneingangsebene. Versetzungen des Beckens nach dorsal oder ventral sind auf dieser Aufnahme gut zu beurteilen.

In der Einstellung dazu rechtwinklig liegt die Projektion der *„Outletaufnahme"*. Sie läßt besonders Vertikalverschiebungen gut zur Darstellung bringen. Da das Sakrum senkrecht zu seiner Ventralfläche getroffen wird, ist in der Regel auch das ganze Sakrum ohne wesentliche Projektionsfehler dargestellt.

Anhand dieser 3 Standardaufnahmen wird die Klassifikation der Beckenringverletzung vorgenommen.

Bestehen allerdings wenig verschobene Sakrumfrakturen und hier besonders die Kompressions- und Querfrakturen, so werden diese Verletzungen auch bei Vorliegen der 3 Standardaufnahmen häufig übersehen. Die Rate der primär auf den Übersichtsaufnahmen erkennbaren Sakrumfrakturen wird nicht einheitlich angegeben. Northrop et al. (1975) geben 30% primär übersehene, Montana et al. (1986) 35% übersehene Sakrumfrakturen an [126, 138]. Auch bei einer zweiten Durchsicht nach Bestätigung der Diagnose durch weiterführende Diagnostik konnten Montana et al. (1986) 27% der Sakrumfrakturen auf den Primäraufnahmen nicht nachvollziehen. Demgegenüber geben Jackson et al. (1982) die Rate der primär übersehenen Sakrumfrakturen mit 61% an [86], Rommens et al. (1987) beschreiben eine Rate von 50% primär übersehenen Sakrumfrakturen [151].

Nur eine weiterführende Diagnostik kann die Darstellbarkeit dieser Frakturtypen ermöglichen.

Die Wertigkeit der CT zur weitergehenden Evaluation von Frakturen des hinteren Beckenrings wurde zwischenzeitlich in einer Vielzahl von Studien belegt [39, 59, 77, 126, 138, 183, 204]. Besondere Wertigkeit wird ihr bei Vorliegen von Sakrumfrakturen, wenig verschobenen Frakturlinien des dorsalen Beckenrings und bei Acetabulumfrakturen zugeordnet. Rommens et al. weisen in mehreren Arbeiten auf die Vorteile der CT-Diagnostik zur Klassifizierung der Verletzungen mit Beteiligung der Sakroiliakalgelenke hin [150–152]. Gill et al. (1984) zeigten, daß bei 8 von 25 Patienten die primär ermittelte Klassifikation der Beckenringinstabilität nach Interpretation der CT-Aufnahmen revidiert werden mußte [59].

Die Durchführung einer CT-Untersuchung bei Vorliegen oder Verdacht auf eine Beckenfraktur ist somit in allen Fällen zu fordern. In der Regel wird diese Untersuchung nicht als Notfallmaßnahme durchgeführt, zunächst ist eine Stabilisierung des Allgemeinzustands des Patienten anzustreben.

Weitergehende diagnostische Probleme bestehen bei der Sondergruppe der sog. *Insuffizienzfrakturen* des Sakrums. Diese Frakturen treten ohne adäquates Trauma auf und sind im wesentlichen durch zunehmende Schmerzen im Gesäßbereich gekennzeichnet.

Sie werden aufgrund allgemeiner Osteoporose oder auch nach Cortison-Einnahme angegeben [5, 22, 30, 31, 168]. Lundin et al. (1990) beschreiben bei 13 Frauen eine Insuffizienzfraktur des Sakrums nach Bestrahlungstherapie aufgrund gynäkologischer Tumoren [104].

In allen Untersuchungen über Insuffizienzfrakturen des Sakrums wird auf die hohe diagnostische Wertigkeit der Technetium-Knochenszintigraphie hingewiesen. Durch die typische H-Form der Anreicherung läßt sich die Insuffizienzfraktur, die in der Regel als unverschobene, bilaterale Vertikalfraktur auftritt, von malignen Prozessen unterscheiden. In Nativaufnahmen ist dieser Frakturtyp in der Regel nicht nachzuweisen, eine CT-Untersuchung erlaubt allerdings ebenfalls einen sicheren Nachweis [31, 162].

Ebenfalls dieser Gruppe zuzuordnen sind die Ermüdungsfrakturen, die im Rahmen der zunehmenden Ausübung des Leistungssports häufiger beobachtet werden [1, 21, 65, 168, 187]. Ein adäquates Trauma läßt sich ebenfalls nicht nachweisen, Belastungsschmerzen im dorsalen Beckenring charakterisieren diesen Frakturtyp.

Die beschreibenden Autoren weisen ebenfalls auf die hohe Aussagefähigkeit der szintigraphischen Untersuchung hin. Die szintigraphische Anreicherung dieses Frakturtyps liegt im Gegensatz zu den Insuffizienzfrakturen immer unilateral.

Brahme et al. (1990) konnten bei 5 Patienten bei klinisch vorliegenden tiefen Rückenschmerzen mit der kernspintomographischen Untersuchung eine Insuffizienzfraktur des Sakrums nachweisen [12]. Die Diagnose wurde jeweils durch CT oder Knochenszintigraphie bestätigt. Sie beurteilen die kernspintomographische Untersuchung als sensitiv, aber nicht spezifisch für Insuffizienzfraktur und messen ihr eine in Zukunft zunehmende Bedeutung bei.

Konventionelle Schichtaufnahmen des Beckens treten aufgrund der wesentlich verbesserten Darstellbarkeit in der CT mit der Möglichkeit der zwei- und dreidimensionalen Rekonstruktion der Bilddaten zur Diagnostik der Sakrumfraktur weiter in den Hintergrund.

3.2 Klassifikation der Beckenfraktur

Zur Einteilung der Beckenfrakturen sind eine Vielzahl von Klassifikationen beschrieben worden. Es würde die Zielsetzung dieser Arbeit übersteigen, die Klassifikationen im Detail zu diskutieren, so daß hier nur wichtige Grundsätze genannt werden sollen und die in eigener Erfahrung bewährte Einteilung näher beschrieben werden soll.

Erste Einteilung der Beckenfraktur stützten sich im wesentlichen auf die Beschreibung der anatomischen Frakturkonfiguration. Neben der schon erwähnten Klassifikation nach Malgaigne [106] sind die anatomisch orientierten Klassifikationen durch die Schwierigkeit gekennzeichnet, die hohe Variabilität der Frakturverläufe im Becken zu unterteilen.

Voigt fand in einer Untersuchung von 71 Sektionspräparaten mit Beckenfrakturen allein 27 verschiedene Frakturtypen [185].

Weitere Klassifikationen unterscheiden in Frakturen mit direktem und indirektem Frakturmechanismus. Bei komplexeren Unfallmechanismen mit multidirektionaler Krafteinwirkung auf das Becken ist eine sicher nachvollziehbare Einteilung oft nicht möglich [35, 81].

Eine andere Gruppe von Klassifikationen unterteilt die Beckenverletzung nach der Fähigkeit des Beckenrings, noch Last zu tragen. Die Hauptgruppen dieser Unterteilung sind Beckenrandfrakturen und Beckenringfrakturen [144, 195, 198]. Diese Unterteilung wurde von Conolly et al. erneut angegeben [24].

Watson-Jones erweiterte die Einteilungen in 3 Gruppen. Er beschreibt Abrißfrakturen, einfache Beckenringfrakturen und kombinierte Beckenringfrakturen [191].

Nach einer Unterteilung der Beckenringfrakturen in *stabil* und *instabil* gab Pick 1955 zur Unterscheidung der instabilen Beckenfrakturen zusätzlich noch Kompressionsfrakturen, Rotationsfrakturen und Vertikalfrakturen an [144].

Auch Rothenberger et al. unterteilten in Beckenrandbrüche, einfache und doppelte Beckenringunterbrechungen [153].

Looser u. Crombie differenzierten in vordere und hintere Beckenringunterbrechungen [103].

Durch biomechanisch funktionelle Betrachtungen konnte allerdings gezeigt werden, daß die Betrachungsweise einzelner Ringunterbrechungen des Beckens nicht realistisch sein kann [57, 143, 181, 205].
Anhand von knochenszintigraphischen Untersuchungen konnten Gertzbein u. Chenoweth nachweisen, daß der hintere Beckenring bei vorderen Beckenringunterbrechungen immer mitbetroffen ist, wobei das Ausmaß der Beteiligung schwankt [57].

Eine funktionelle Betrachtungsweise wählte Peltier mit der Unterscheidung der lasttragenden dorsalen Beckenanteile im Gegensatz zu den vorderen Beckenringanteilen, die primär nicht an der Lastübertragung beteiligt sind [142].

Müller-Färber u. Müller gaben 1978 eine funktionell orientierte Beckenklassifikation an. Sie unterscheiden Typ I: stabile Beckenringfrakturen, Typ II: dislozierte, inkomplette Beckenringfrakturen und -luxationen und Typ III: instabile Beckenringfrakturen und -luxationen [130]. Aus dieser Klassifikation wird ein therapeutisches Konzept abgeleitet (Typ I und II konservativ, Typ III operative Therapie). In einer späteren Modifikation wird diese Klassifikation aufgrund biomechanischer Untersuchungen weiter verfeinert [132].

Huittinen verbindet den funktionellen und klinischen Aspekt. Neben der Unterteilung in stabile und instabile Frakturen weist er den Frakturen der sakroiliakalen Region eine besondere Bedeutung für die Stabilität des Beckenrings zu [81, 82]. Die Relevanz dieser Einteilung wird durch eine beobachtete hohe Komplikationsrate bei Verletzungen der sakroiliakalen Region begründet.

Pennal et al. stützen ihre Klassifikation auf die Analyse des einwirkenden Kraftvektors. Neben den stabilen Frakturen in verschiedenen Lokalisationen im Beckenring gibt es die Gruppe der Rotationsverletzungen mit wenigstens teilweise erhaltener dorsaler Stabilität und die der sog. „Vertical-shear-Verletzungen" mit vollständig aufgehobener dorsaler Stabilität. Innerhalb dieser 3 Klassen werden weitere Einzelverletzungen unterschieden [143].

Buchholz konnte durch eine Untersuchung bei 47 verstorbenen Beckenverletzten das anatomische Korrelat des von Pennal et al. beschriebenen Verletzungsmechanismus nachvollziehen [16].

3.2 Klassifikation der Beckenfraktur

Edeiken-Monroe et al. zeigten, daß allein aufgrund des Dislokationsgrades der Beckenfrakturen auf der ersten Beckenübersichtsaufnahme mit hoher Sicherheit auf den Instabilitätsgrad der Beckenverletzung geschlossen werden kann [39].

Die Arbeitsgruppe aus Baltimore präzisierte die auf dem Verletzungsmechanismus basierende Klassifikation des Beckens und führte weitere Untergruppen für die anatomische Lokalisation der dorsalen Verletzung ein [18, 203, 205].

Isler und Ganz konnten in ihrer kürzlich veröffentlichten Klassifikation neben der Unterteilung in den Instabilitätsgrad die genaue anatomische Lokalisation der anterioren und posterioren Verletzung angeben [85]. Diese Klassifikation trägt sowohl der komplexen Situation am Becken als auch den Bestrebungen, ein allgemeines Klassifikationssystem aller Frakturen zu erstellen, Rechnung [133].

Problematisch bleiben alle Klassifikationen, wenn z.b. eine instabile Verletzung einer Beckenseite, kombiniert mit einer teilweise instabilen Verletzung der anderen Beckenseite, eindeutig klassifiziert werden soll.

Neueste Absätze versuchen deswegen den Instabilitätsgrad beider Beckenhälften getrennt zu klassifizieren (Helfet, persönliche Mitteilung).

Die Problematik der komplexen Klassifikationsysteme liegt in der zur Einteilung nötigen detaillierten Sachkenntnis von Frakturmechanismus und Frakturverlauf. Im klinischen Alltag sind sie daher eigenen Erfahrungen nach problematisch und bewähren sich nach Ansicht des Autors im wesentlichen in wissenschaftlichen Fragestellungen.

Im eigenen Vorgehen wird deswegen die Kombination einer auf Beurteilung des Mechanismus orientierten Instabilitätsbeurteilung (Klassifikation in die Gruppen A, B und C der modifizierten Klassifikation nach Pennal et al. [133] mit einer anatomischen Beschreibung der Frakturverläufe innerhalb der verschiedenen Beckensektoren verbunden.

Diese Vorgehensweise bietet zunächst den Vorteil der schnellen Orientierung über den Grad der Beckeninstabilität und daraus abgeleitet einer einheitlichen Indikationsstellung für das therapeutische Verfahren.

Anhand der sektorenbezogenen Betrachtung des Beckenrings wird eine systematische Röntgenanalyse des Beckenrings unterstützt. Für jede Frakturregion werden zusätzlich spezifische bewährte Osteosynthesemethoden bei Indikation zur operativen Stabilisierung zugeordnet [147].

Zur Stabilitätsbeurteilung wird in die Hauptgruppen A, B und C unterteilt (Abb. 9): In die Gruppe A fallen die stabilen Frakturen wie Abrißfrakturen, Beckenrandfrakturen, nicht dislozierte Scham- und Sitzbeinfrakturen sowie Sakrumquerfrakturen distal des SIG.

Gruppe B ist durch einen Rotationsmechanismus einer oder beider Beckenhälften gekennzeichnet. Es kann zu Einwärtsrotationen (laterale Kompression), Auswärtsrotationen („open book") und Rotationen um kombinierte Achsen („bucket handle") kommen. Alle Verletzungen des Typs B haben grundsätzlich eine mindestens teilweise erhaltene dorsale Stabilität. Wenigstens ein Teil der dorsalen Bandverbindungen (Ligg. iliosacralia ventralia oder dorsalia) sind intakt und können eine Translationsbewegung im dorsalen Beckenring, also ein Auseinanderweichen der dorsalen Strukturen, verhindern. Wird der Beckenring reponiert und ventral stabilisiert, so muß definitionsgemäß bei Verletzungen des Typs B eine ausreichende dorsale Stabilität vorhanden sein, um eine Dislokation zu verhindern.

Verletzungen der Gruppe C sind durch eine Translationsbewegung einer oder beider Beckenhälften gekennzeichnet. Diese Translationsbewegung, entweder in a.-p.-, kranio-

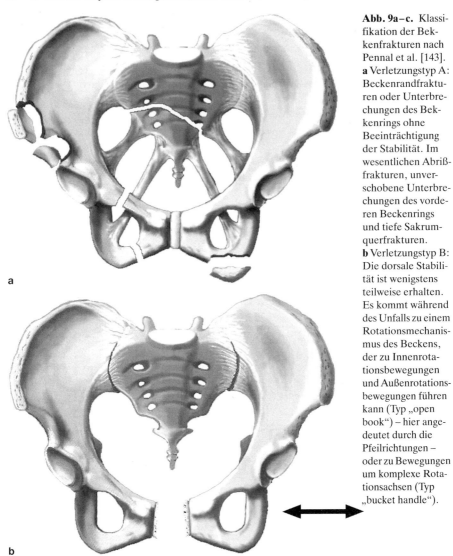

Abb. 9a–c. Klassifikation der Beckenfrakturen nach Pennal et al. [143].
a Verletzungstyp A: Beckenrandfrakturen oder Unterbrechungen des Beckenrings ohne Beeinträchtigung der Stabilität. Im wesentlichen Abrißfrakturen, unverschobene Unterbrechungen des vorderen Beckenrings und tiefe Sakrumquerfrakturen.
b Verletzungstyp B: Die dorsale Stabilität ist wenigstens teilweise erhalten. Es kommt während des Unfalls zu einem Rotationsmechanismus des Beckens, der zu Innenrotationsbewegungen und Außenrotationsbewegungen führen kann (Typ „open book") – hier angedeutet durch die Pfeilrichtungen – oder zu Bewegungen um komplexe Rotationsachsen (Typ „bucket handle").

kaudaler Richtung oder entlang eines zusammengesetzten Dislokationsvektors, unterbricht alle stabilisierenden dorsalen Strukturen. Im Extremfall wird der dorsale Beckenring nur noch durch die darüberliegende Haut stabilisiert.

Zusätzlich zu dieser auf dem Verletzungsmechanismus basierenden Klassifikation wird im eigenen Vorgehen der genaue anatomische Frakturverlauf angegeben.

Der Beckenring wird, modifiziert nach Angaben von Judet u. Letournel, in Sektoren unterteilt und die einzelnen anatomischen Regionen benannt [101].

Unterschieden wird die *transsymphysäre*, die *transpubische*, die *transazetabuläre*, die *transiliakale*, die *transiliosakrale* und die *transsakrale* Instabilität. Die transiliosakrale

c Verletzungstyp C:
Die dorsale Stabilität ist vollständig aufgehoben. Es kommt zu Translationsbewegungen im dorsalen Beckenring. Die dorsale Ringunterbrechung kann ein- oder beidseits auftreten und zu einer völligen Dissoziation der Beckenhälften führen.

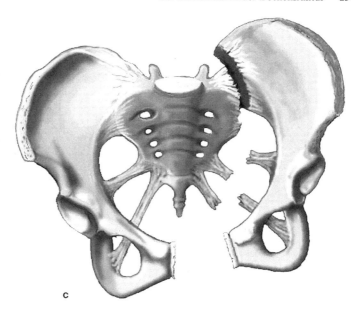

c

Instabilität wird weiter unterteilt in die reine sakroiliakale Luxation und die transsakrale bzw. transiliakale Luxationsfraktur.

Entsprechend der Klassifikation nach Denis, wird die transsakrale Instabilität weiter in die transalare, die transforaminale und zentrale Instabilität unterteilt [32] (Abb. 10).

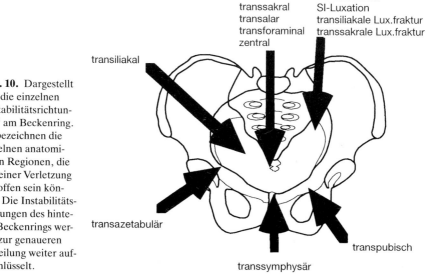

Abb. 10. Dargestellt sind die einzelnen „Instabilitätsrichtungen" am Beckenring. Sie bezeichnen die einzelnen anatomischen Regionen, die von einer Verletzung betroffen sein können. Die Instabilitätsrichtungen des hinteren Beckenrings werden zur genaueren Einteilung weiter aufgeschlüsselt.

Die für den Patienten hinsichtlich Prognose und Therapieart sehr bedeutsame Differenzierung zwischen den Verletzungen des Typ B (alleinige ventrale Stabilisierung ausreichend) und des Typ C (dorsale interne Stabilisierung und ventrale Fixation notwendig) läßt sich anhand der Standardröntgenaufnahmen oft nicht vornehmen. Erst die CT-Untersuchung sichert die Diagnose am hinteren Beckenring.

3.3 Klassifikation der Sakrumfraktur

Zur Klassifikation der Sakrumfraktur liegen, wie schon in der Einleitung angedeutet, nur wenige Untersuchungen vor.

Prinzipiell müssen die Klassifikationen natürlich den Unfallmechanismus berücksichtigen, neben den vorwiegend auftretenden Sakrumfrakturen im Rahmen von Beckenringverletzungen gibt es natürlich auch isolierte Frakturen als Folge eines direkten Traumas bzw. Hyperflexionsmechanismen.

Eine Sonderstellung nehmen die Sakrumfrakturen als Folge einer wesentlich geschwächten Knochenstruktur im Rahmen der Osteoporose oder Steroideinnahme ein [32, 168]. Sie sollen nicht Gegenstand der Untersuchung sein.

Im folgenden werden die wesentlichen Klassifikationen der Sakrumfrakturen dargestellt.

Medelman unterteilte 1939 die Sakrumfrakturen in 3 Typen. Am häufigsten beobachtete er die Longitudinalfrakturen, gefolgt von schrägen Frakturverläufen und Querfrakturen [116].

Bonin entwickelte 1945 eine wesentlich komplexere Klassifikation, die sich neben der Unterscheidung des Verletzungsmechanismus auf den anatomischen Frakturverlauf stützt. Ihr liegt die Analyse von 20 Sakrumfrakturen zugrunde [9]:

– Direkte Verletzung:
a. Komplexfrakturen durch Projektile
b. Querfrakturen unterhalb des SIG
c. Kompressionsfrakturen des hinteren Bogens

– Indirekte Verletzung:
a. Juxta marginale Frakturen
b. Frakturen durch das 1. und 2. Foramens mit Vertikalverschiebung
c. Kompressions- und Trümmerfrakturen wie b mit Verlust von „Sakrumstruktur"
d. Unverschobene Frakturlinien durch das 1., 2., 3. und 4. Foramen mit Abtrennung der Pars lateralis
e. Ausrißfrakturen des Ansatzes des Lig. sacrospinale
f. Querfrakturen in der Höhe des 3. Foramen (durch direktes Trauma oder Ligamentzug)

Neben der Unterscheidung in direkte und indirekte Verletzungen, werden anatomische Details der Fraktur unterteilt. Typische „Frakturcharakteristika" lassen sich nachvollziehen, wie z.B. Trümmerzonen oder Beckeninstabilitäten, gekennzeichnet durch einen knöchernen Bandausriß.

Schmidek stellte 1984 eine Klassifikation vor, die sich im wesentlichen auf eine umfangreiche Literaturanalyse und Beobachtungen an einer eigenen Serie von 15 Patienten stützte [163].

3.3 Klassifikation der Sakrumfraktur

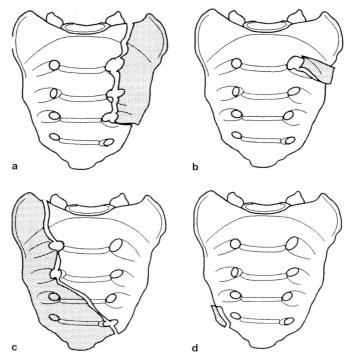

Abb. 11a–c. Klassifikation des Sakrums (Nach [163]). Basierend auf einer Literaturanalyse und der Auswertung einer Serie von 15 Sakrumfrakturen wurde eine Unterteilung als Folge eines direkten Traumas und nach indirekten Unfallmechanismus angegeben. Hier ist die Unterteilung der im Rahmen der Untergruppe „kombinierten Frakturen" auftretenden Vertikalfraktur dargestellt. Sie wird immer im Zusammenhang mit Beckenringfrakturen beobachtet; **a** „lateral mass fracture"; **b** „juxta-articular fracture"; **c** „clearing fracture"; **d** „avulsion fracture"

Es werden wiederum Verletzungen durch direkte Gewalteinwirkung und durch indirekte Mechanismen unterschieden. Nach indirektem Trauma werden hohe Querfrakturen, lumbosakrale Luxationsfrakturen und kombinierte Frakturen beschrieben. In die Gruppe der kombinierten Frakturen fallen besonders die vertikalen Frakturverläufe im Sakrum; sie werden immer in Kombination mit einer Beckenfraktur beobachtet. Diese „Vertikalfrakturen" wurden weiter in 4 Frakturtypen unterteilt (Abb. 11).

Sabiston u. Wing reduzierten die Gruppen der Frakturverläufe und geben zusätzlich eine Korrelation zu den beobachteten Nervenschäden an. Unterteilt werden vertikale, quere und komplexe Frakturtypen [159] (Abb. 12).

Neurologische Ausfälle wurden bei hohen Querfrakturen häufig, bei tiefen Querfrakturen nur in Ausnahmefällen beobachtet. Vertikale Frakturverläufe traten auch hier immer in Verbindung mit Beckenringfrakturen auf.

Erst durch die Analyse eines größeren Krankengutes ließ sich die Häufigkeit der einzelnen Frakturverläufe besser abschätzen, die bisher dargestellten Klassifikationen basierten alle auf nur kleinen Patientengruppen.

Denis et al. [32] gaben 1988 anhand einer Analyse von 236 Sakrumfrakturen die Unterteilung des Sakrums in 3 Zonen an. Diese Zonen sind anatomisch nachvollziehbar, wurden aber aufgrund der Rate der beobachteten Nervenschäden differenziert.

Diese Einteilung (Abb. 13) erlaubt eine verläßliche prognostische Aussage über die Rate der zu erwartenden Nervenschäden. Unterschieden wird in die Zonen I (transalar), II

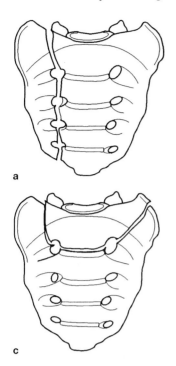
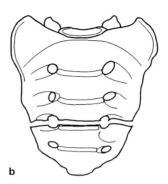

Abb. 12a–c. Klassifikation des Sakrums nach Sabiston et al. [159]. Klassifikationsvorschlag der Sakrumfraktur nach Sabiston, basierend auf einer Analyse von 35 Fällen. Eine hohe Inzidenz von Nervenschäden wurde bei den hohen Querfrakturen gefunden, bei tieferliegendem Frakturtyp war ein neurologisches Defizit nur bei 1 von 11 Patienten zu beobachten. **a** Vertikalfraktur kombiniert mit einer Beckenfraktur. **b** Querfraktur des distalen Sakrums. **c** Querfraktur des kranialen Sakrumanteils

(Transforaminal) und III (zentral). Die am weitesten medial liegende von einer Frakturlinie betroffene Zone bestimmt die Klassifikation. Die Rate der neurologischen Störungen nimmt nach Beobachtungen der Autoren von lateral 5,9 bis zentral 56,7% hin zu.

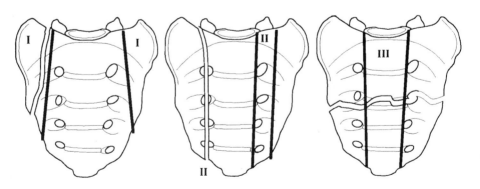

Abb. 13. Klassifikation des Sakrums nach Denis et al. [32]. Basierend auf einer Analyse von 236 Sakrumfrakturen legten Denis et al. eine Einteilung in 3 Zonen vor. Diese 3 Zonen am Sakrum sind mit einem jeweils typischen Frakturverlauf dargestellt. Die Rate der neurologischen Schäden steigt von Zone *I* (transalar): 5,9%, über Zone *II* (transforaminal): 28,4%, bis Zone *III* (zentral): 56,7%. Die Häufigkeit der beobachteten Frakturen nimmt dagegen von lateral nach zentral ab.

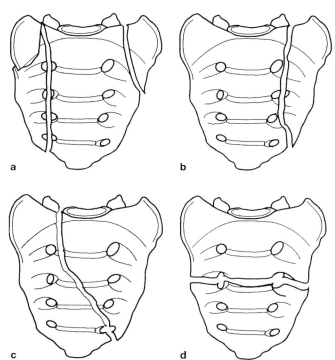

Abb. 14.a–d Klassifikation des Sakrums (Nach [58]). Modifikation der Klassifikation nach Denis et al. [32] durch weitere Unterteilung der Frakturzone III in Querfrakturen (in 43% mit Beckenfrakturen kombiniert) und Vertikalfrakturen (immer mit Beckenfrakturen kombiniert)

Gibbons et al. konnten anhand einer eigenen Untersuchungsserie die Klassifikation nach Denis et al. im wesentlichen bestätigen [58].

Lediglich für den zentralen Frakturverlauf führten sie eine weitere Untergruppe ein (Abb. 14).

Die Beschränkung auf 3 Frakturzonen hat in der klinischen Anwendung große Vorteile. Sie ist einprägsam und erlaubt relativ zuverlässige Aussagen über die zu erwartende Rate von Nervenschäden.

Eine therapeutische Konsequenz wird allerdings aus keiner der genannten Klassifikationen gezogen. Obwohl in den beiden letztgenannten Untersuchungen über gute Erfahrungen mit einer späten operativen Dekompression berichtet wird, fehlen Erfahrungen über eine gleichzeitige frühe Nervendekompression und Frakturstabilisierung.

3.4 Therapiemöglichkeiten bei Sakrumfrakturen

Nachdem schon in der Diagnostik und Klassifikation der Sakrumfraktur über lange Zeit kein einheitliches Konzept gefunden werden konnte, gibt es auch zur Therapie der Sakrumfraktur nur wenige Ansätze zu einem spezifischen Vorgehen.

Es sollen im folgenden die z.Z. üblichen Stabilisierungsverfahren dargestellt werden, die bei der Stabilisierung der Sakrumfrakturen Anwendung finden.

Da, wie in der Einleitung ausgeführt, die externe Fixation am Beckenring klinisch und biomechanisch keine ausreichende Stabilisierungswirkung bei instabilem dorsalen Beckenring aufweist, werden nur interne Stabilisierungsverfahren besprochen.

Die Therapie der Sakrumfraktur ist in der überwiegenden Zahl der Fälle noch konservativ [88]. Während sich eine Vielzahl von Untersuchungen mit den Vorteilen der operativen Stabilisierung des instabilen dorsalen Beckenrings beschäftigen und auch in mehreren klinischen Studien das deutlich verbesserte Ergebnis nach interner Fixation nachgewiesen wurde, fehlen entsprechende Untersuchungen für die Sakrumfraktur. Da die dislozierte Sakrumfraktur aber immer auch als dorsaler Anteil einer instabilen Beckenringfraktur aufzufassen ist, müssen sich die Therapieansätze primär an den Prinzipien der Beckenchirurgie orientieren.

Die konservative Therapie der dislozierten bzw. instabilen Sakrumfraktur ist mit mehreren Nachteilen verbunden. Eine Reposition der Fraktur ist geschlossen nahezu unmöglich. Die Retention der Verletzung durch Extension und Beckenschwebe ist ungewiß, sekundäre Dislokationen sind die Regel. Zusätzlich muß der Patient über lange Zeiträume (mindestens 6 Wochen) immobilisiert werden. Da das Patientenkollektiv in einem hohen Anteil aus Polytraumatisierten besteht, bringt dieses Vorgehen zusätzlich erhebliche Nachteile hinsichtlich Sekundärkomplikationen und erschwerter Intensivpflege mit sich.

Während sich zur Versorgung der ligamentären dorsalen Beckenringinstabilitäten standardisierte Osteosyntheseverfahren bewährt haben, fehlt eine spezielle Instrumentation für die Sakrumstabilisierung.

Eine klinisch weit verbreitete Methode besteht in der Stabilisierung des kompletten hinteren Beckenrings durch 2 parallele Gewindestäbe („Harrington-Sakralstäbe").

Harrington-Sakralstäbe in langer und kurzer Ausführung wurden ursprünglich zur Abstützung auf den Beckenring bei korrigierenden Wirbelsäulenoperationen, Spondylolisthesis, oder LWK-5-S_1-Instabilitäten eingesetzt [67, 68]. Der Einsatz zur Stabilisierung der hinteren Beckenringinstabilität wurde von Tile angegeben [181]. Klinische Erfahrungen einer mittelfristigen Nachuntersuchung zeigten gute Ergebnisse mit diesem Verfahren [25].

Die Gewindestäbe sind auch für zentrale und bilaterale Sakrumfrakturen anwendbar und ergeben durch die Verankerung in den soliden dorsalen Kämmen des Os iliums eine ausreichende Stabilität. Die Kompressionswirkung auf die Frakturflächen ist sehr gut, der Wirkungsmechanismus der Osteosynthese beruht auf einem Zuggurtungseffekt zum ventralen Beckenring. Biomechanische Untersuchungen belegen die hohe Stabilität dieser Osteosynthese [171].

Nachteile der Gewindestäbe liegen einerseits in der unnötigen Transfixation der beiden noch intakten Iliosakralgelenke, andererseits in den benötigten ausgedehnten Zugängen in einer bezüglich der Weichteil- und Hautsituation problematischen Region.

Wird der schonendere longitudinale Zugang gewählt, sind 2 Inzisionen notwendig. Dabei entsteht eine Hautbrücke, die zusätzlich unterminiert werden muß. Eine quere Inzision erfordert die Weichteilablösung quer zum Verlauf anatomischer Strukturen, außerdem ist die Übersicht in den kranialen oder distalen Frakturanteilen erschwert.

Das Einbringen der Gewindestäbe nach der Reposition ist technisch einfach, allerdings ist die Vorspannung der Osteosynthese durch die langen Gewindestrecken zeitaufwendig. Bei bilateralen Instabilitäten bzw. Trümmerzonen im Os sacrum besteht die Gefahr der Überkompression und Möglichkeit der sekundären Nervenverletzung. Die Osteosynthese ist in diesen Fällen nicht anwendbar.

3.4 Therapiemöglichkeiten bei Sakrumfrakturen

Die von Rubash et al. [156] angegebene „Doppel-Cobraplatte" bietet den Vorteil einer hervorragenden Stabilisierung des hinteren Beckenrings. Sie hat weiterhin den Vorteil als starres, distanzhaltendes Implantat sowohl Distraktionen, als auch Kompressionen in der Frakturebene zu kompensieren. Sie bietet so die Möglichkeit auch sog. „Distanzosteosynthesen", notwendig z.b. bei bestehenden ausgedehnten Trümmerzonen, durchzuführen.

Nachteile liegen, neben der auch hier notwendigen Transfixation der SIG, in dem notwendigen ausgedehnten Zugang und den voluminösen Dimensionen des Implantats.

Modifikationen dieser Technik mit Standard-AO-Implantaten werden angegeben [165]. Dabei werden nach gleichem Prinzip 1 oder 2 Rekonstruktionsplatten bzw. schmale DC-Platten vorgebogen und von lateral an beiden hinteren Darmbeinkämmen verschraubt. Die Platten können durch Anformen über die Cristae iliacae gezogen werden oder durch Knochenfenster auf die Lateralseite durchgesteckt und verschraubt werden.

Die Technik der transiliosakralen Schraubenarthrodese des ISG bei Beckenringverletzungen wurde schon 1934 von Lehmann (Lübeck) bei einer sakroiliakalen Luxation erfolgreich angewendet [100].

1936 wurde sie von Meyer-Burgdorff beschrieben [121].

Bis in neueste Zeit wurde eine unveränderte Technik mit digitaler Kontrolle der Schraubenlage angegeben [157].

Matta gab 1989 eine standardisierte Röntgentechnik an, die die Sicherheit bei der Schraubenpositionierung erhöhte [109].

In neuesten Arbeiten wird auf eine Freilegung ganz verzichtet, Nelson u. Duwelius geben eine gedeckte transiliosakrale Verschraubung unter CT-Kontrolle an [135].

Die Positionierung der Schrauben birgt in dieser Region allerdings weiterhin erhebliche Gefahren, Fehllagen der Schrauben im Bereich des Zentralkanals und der Nervenwurzeln sind in der Literatur beschrieben [140].

Die Reposition einer reinen Luxation des ISG ist in der Regel problemlos, die anatomische Reposition einer Sakrumfraktur oder iliosakralen Luxationsfraktur dagegen in den meisten Fällen nur in einer offenen Technik unter Aufspreizung der Frakturflächen möglich. Soll die Stabilisierung dann durch die transiliosakrale Verschraubung durchgeführt werden, muß in einer offenen Technik der Zugang erheblich erweitert werden. Alternativ könnte auch eine transkutane Verschraubung über kanülierte Schraubensysteme erwogen werden.

Trotzdem ist nach Ansicht des Autors die transiliosakrale Verschraubung zur Behandlung der Sakrumfraktur mit Nachteilen verbunden. Bei der Verschraubung wird das primär unverletzte ISG transfixiert, wobei zusätzlich durch die Schraubenperforation eine Schädigung der Gelenkflächen erzeugt wird. Verbleibt eine Restbeweglichkeit, besteht die Gefahr eines frühen Implantatbruchs. Die operative Technik ist anspruchsvoll, die korrekte Positionierung der für die Behandlung der Sakrumfraktur notwendigen sehr langen Schrauben ist schwierig und nur unter Röntgenkontrolle (Bildwandler) sicher durchzuführen. Im Vergleich zur sakroiliakalen Luxation liegt die zu überbrückende Verletzungsregion bei Sakrumfrakturen wesentlich weiter medial, die zu überwindende Strecke wird wesentlich verlängert.

Je weiter zentral die Sakrumfraktur liegt, um so ungünstiger sind die Hebelverhältnisse zur Stabilisierung, die mechanische Beanspruchung von Implantat und der Implantat-Knochen-Grenze nimmt stark zu. Durch das Zugschraubprinzip besteht die Gefahr der Überkompression von Trümmerfrakturen.

Für eine 1985 beschriebene Spezialplatte zur Behandlung von Sakrumfrakturen liegen keine weiteren klinischen Erfahrungsberichte vor [3]. Die schmetterlingsartig geformte Platte legt sich dorsal dem Sakrum an. In anatomischen Studien wurden sichere Knochenregionen für die auf das Sakrum begrenzte Plattenfixation angegeben. Die Überbrückung des SIG ist also nicht nötig. Allerdings muß das dorsale Sakrum komplett exponiert werden, es ist also eine weitere Traumatisierung der durch die Verletzung schon vorgeschädigten Weichteile zu erwarten. Klinische Erfahrungen zu dieser Osteosynthese finden sich nicht in der Literatur.

Unter der Zielsetzung einer begrenzten, elastischen Osteosynthese wurden mehrere Zuggurtungsarten beschrieben [34, 38, 94, 186]. Neben der von Ecke [38] beschriebenen „Schnürsenkelosteosynthese", die sich ausschließlich im Knochen des Sakrums verankert, werden von den anderen Autoren überbrückende Stabilisierungen des SIG angegeben. Die klinischen Fallzahlen sind allerdings nur gering. In einer biomechanischen Untersuchung wird die Stabilität der Schnürsenkelosteosynthese in der Modifikation mit resorbierbarem Material (PDS-Bänder) mit 50% der normalen Beckenstabilität angegeben.

4 Klinische Untersuchung zur Sakrumfraktur

4.1 Methodik der klinischen und radiologischen Auswertung

Zur Untersuchung der Häufigkeit von Becken- und Sakrumfrakturen wurde das Krankengut der Unfallchirurgischen Klinik der Medizinischen Hochschule Hannover aus dem Zeitraum von 1972–1991 einer Analyse unterzogen. Es wurden sämtliche verfügbaren Krankenakten und Röntgenverläufe ausgewertet und anhand eines eigens entwickelten Erfassungsbogens dokumentiert (s. Anhang A).

Im Rahmen dieser Untersuchung wurden 1695 Patienten mit Beckenfrakturen identifiziert; 262 Patienten mit isolierten Acetabulumfrakturen wurden ausgeschlossen; 1423 Patienten hatten Beckenfrakturen oder Kombinationen aus Beckenring- und Acetabulumfrakturen. Weitere 63 Patienten dieses Zeitraums mit isolierten Steißbeinfrakturen bzw. Kombinationen aus Steißbeinfrakturen und stabilen vorderen Beckenringverletzungen wurden ebenfalls ausgeschlossen.

Das analytische Krankengut bestand somit aus 1350 Patienten mit Beckenverletzungen. Bei diesen Patienten wurden 377 Sakrumfrakturen diagnostiziert.

4.1.1 Allgemeine Daten

Folgende allgemeine Parameter wurden ausgewertet:
- *Unfallursache, Verletzungsmechanismus* (soweit aus den Rettungsdienstprotokollen zu rekonstruieren) und die *Einlieferungsart* (Rettungsmittel bei Primäreinlieferung oder Sekundärverlegungen).
- Die demographischen Daten der Verletzten, wie *Geschlecht, Alter zum Unfallzeitpunkt* und die Häufigkeit der Sakrumfraktur in Beziehung der im gleichen Zeitraum beobachteten anderen Beckenfrakturen.
- Das *Verletzungsmuster* der Patienten mit Einteilung in die zusätzlich verletzten Körperregionen und Berechnung des Hannover-Polytrauma-Scores (PTS) zur Einschätzung der Verletzungsschwere [139].
- Die durchgeführte *Beckendiagnostik* (Röntgenübersichtsaufnahmen, Schrägaufnahmen, CT-Untersuchungen) mit Auswertung aller verfügbaren Röntgenbilder.

4.1.2 Klassifikation, Therapie, Komplikationen

Die Beckenringverletzung wurde entsprechend der modifizierten Klassifikationen nach Tile [179–181] klassifiziert. Zusätzlich wurde jede im Becken vorhandene Frakturlinie in eine Zeichnung eingetragen und der anatomischen Frakturregion zugeordnet [147]. Die Sakrumfraktur wurde entsprechend der Klassifikation nach Denis eingeteilt [32].

Das angewendete *Therapieverfahren* wurde analysiert und in Korrelation zum radiologischen Ergebnis gesetzt.

Zusätzlich wurden *Komplikationen, Mortalität* und die *Todesursache* bezogen auf die Beckenfraktur untersucht.

4.1.3 Nervenschäden

Ein besonderer Schwerpunkt lag in der Analyse der durch die Sakrumfraktur erlittenen Nervenschäden. Es wurden alle verfügbaren Daten aus dem klinischen Verlauf, aus ambulanten Nachkontrollen und hier bevorzugt aus vorliegenden Begutachtungen herangezogen.

Die in den neurologischen Befunden angegebenen Nervenschäden wurden zunächst in Anlehnung an Mummenthaler einer Unterteilung in 6 Gruppen zugeordnet [134]:

1. L_1-Syndrom:
Schmerzeinstrahlung oder Sensibilitätsausfälle von der Außenseite des Kniegelenks abwärts über den ventrolateralen Unterschenkel und den Fußrücken bis zur Großzehe. Parese des M. extensor hallucis longus.

2. S_1-Syndrom:
Schmerzeinstrahlung oder Sensibilitätsausfälle dorsolateral des 5. Lumbaldermatoms mit Erreichen der Gesäßfalte am dorsalen Oberschenkel. Am Unterschenkel dorsolateral über und hinter dem fibularen Malleolus zum lateralen Fußrand und zu der 3. bis 5. Zehe ziehend. Parese des M. peronaeus brevis, Schwäche des M. tibialis posterior und des M. triceps surae. Abschwächung des Achillessehnenreflexes.

3. Kombiniertes L_5-/S_1-Syndrom:
Kombination aus **1.** und **2.** mit Schwerpunkt in der Lähmung aller Zehenstrecker und der peronealen Muskelgrupe. Gelegentliche Mitbeteiligung des M. triceps surae. Störungen des Tibialis-posterior- und Achillessehnenreflexes.

4. Tieferliegende Läsionen (Konus-/Kaudasymptomatik):
Isolierte Störungen im Bereich der perianalen und genitalen Sensibilität. Blasen- und Mastdarminsuffizienz (bei beidseitiger Läsion der Wurzel S_3).

5. Kombinierter Ausfall der Wurzel S_1 mit Konus- bzw. Kaudasymptomatik:
Kombinierte Symptomatik aus **2.** und **4.**.

6. Kombinierter Ausfall L_5/S_1 mit Konus- bzw. Caudasymptomatik:
Kombinierte Symptomatik aus **3.** und **4.**

Wurde eine neurologische Untersuchung durchgeführt, aber keine Ausfälle gefunden, so wurde der Patient der Gruppe „*keine Neurologie*" zugeordnet.

Fanden sich in den Patientenunterlagen keine neurologische Untersuchungsbefunde, wurde der Patient der Gruppe „*Neurologie unbekannt*" zugeordnet.

Patienten, bei denen neurologische Ausfälle bestanden, die allerdings nicht sicher auf eine Läsion im Bereich des Sakrums zuzuordnen waren (z.B. Querschnittsymptomatik nach begleitender Wirbelsäulenfraktur), wurden der Gruppe „*Neurologie unbekannt*" zugeordnet. Bestanden mehrere neurologische Läsionen, wurde nur die sicher auf die Sakrumverletzung zurückzuführende Läsion einer der 6 Gruppen zugeordnet.

Die beobachteten neurologischen Ausfälle wurden mit der Klassifikation der Beckenringverletzung und der Sakrumverletzung korreliert.

Zur weitergehenden Analyse wurde der genaue Frakturverlauf im Os sacrum jeweils in eine Zeichnung eingetragen und die typischen Frakturverläufe zusammengefaßt. Diese modifizierte anatomische Einteilung wurde wiederum in Beziehung mit den neurologischen Ausfallerscheinungen gesetzt.

4.1.4 Datenverarbeitung und Statistik

Zur Datenverarbeitung wurden die Daten aller Patienten mit Beckenfrakturen in ein speziell adaptiertes Datenbankprogramm eines PC eingegeben.

Zur Durchführung der statistischen Analysen wurden die Daten durch Filetransfer in ein handelsübliches Statistikprogramm überführt und unverbundene Stichproben auf Normalverteilung geprüft und mittels Student-t-Test verglichen. Das Signifikanzniveau wurde für 95% Wahrscheinlichkeit entsprechend $p < 0{,}05$ angenommen.

Korrelationen verbundener Stichproben wurden mit χ^2-Test überprüft. Das Signifikanzniveau wurde für 99% Wahrscheinlichkeit entsprechend $p < 0{,}01$ angenommen.

Zusätzlich zu den erhobenen Daten wurde die Zeichnung der Frakturverläufe des Beckens und des Sakrums in das Datenbankprogramm aufgenommen. Der anatomische Frakturverlauf war so zur kurzfristigen Orientierung jederzeit verfügbar.

4.2 Ergebnisse

4.2.1 Unfallursache

Die Unfallursachen, die zu Sakrumfrakturen führten, sind in Abb. 15 dargestellt. Über 50% der Patienten verunfallten als Pkw-Insassen. Der Unfall als Lkw-Insasse spielt nur eine untergeordnete Rolle, während der Anteil der ungeschützten Verkehrsteilnehmer (Motorradfahrer, Fahrradfahrer und Fußgänger) mit insgesamt über 30% einen hohen Anteil einnimmt. Sakrumfrakturen als Folge von Abstürzen wurden von 20% der Patienten erlitten, bei 6% der Patienten war die Unfallursache aus den Unterlagen nicht zu entnehmen.

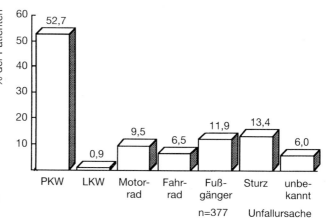

Abb. 15. Darstellung der zur Sakrumfraktur führenden Unfallursachen. Den überwiegenden Anteil bilden Straßenverkehrsunfälle von Fahrzeuginsassen, aber auch im hohen Maße von ungeschützten Verkehrsteilnehmern. Einen relativ hohen Anteil nehmen noch Absturzverletzungen ein, während Unfälle an der Arbeitsstelle als Verletzungsursache kaum noch in Erscheinung treten.

4 Klinische Untersuchung zur Sakrumfraktur

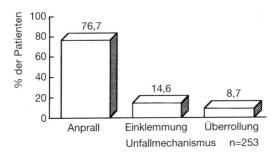

Abb. 16. Darstellung des zur Sakrumfraktur führenden Unfallmechanismus. Bei 253 der 377 Patienten waren ausreichende Angaben in den Rettungsdienstprotokollen vorhanden, um Aufschlüsse über den Unfallhergang und den Mechanismus der Verletzung zu bekommen.

Zwischen der Unfallursache der Patienten mit Sakrumfraktur und den Beckenverletzten ohne Sakrumfraktur gab es keine Unterschiede; eine „spezifische" Unfallursache für die Sakrumfraktur ist nicht anzugeben. Lediglich in der Gruppe der Sakrumquerfrakturen war in 15 von 28 Fällen ein Sturz Ursache der Verletzung.

4.2.2 Unfallmechanismus

Aus den Angaben der Rettungsdienstprotokolle wurde der zur Verletzung führende Unfallmechanismus rekonstruiert. Eine sichere Aussage bezüglich des Mechanismus war bei 253 Patienten möglich (Abb. 16); 76,7% dieser Patienten erlitten ein direktes Anpralltrauma. Der Anprallmechanismus betraf sowohl Pkw-Insassen, aber v.a. ungeschützte Verkehrsteilnehmer wie Fahrrad-, Motorradfahrer und Fußgänger. Auch Absturzverletzungen wurden diesem Mechanismus zugeordnet.

Einklemmungsmechanismen, d.h. eine den ersten Anprall überdauernde Krafteinwirkung auf den Körper, wurden bei 14,6% der Patienten festgestellt; sie betrafen im wesentlichen Pkw-Insassen. Das Überrolltrauma wurde in 8,7% der Sakrumverletzungen beobachtet, es muß als komplexer Mechanismus mit einer Kombination von Anprall, Einklemmungen und direkten Gewebezerreißungen gerechnet werden.

Der Anprallmechanismus konnte bei 32,5% der 194 Patienten dieser Untergruppe auf einen a.-p. auf den Körper einwirkenden Kraftvektor, bei 26,3% auf eine von lateral her einwirkende Kraftkomponente zurückgeführt werden.

4.2.3 Präklinische Versorgung und Rettungsmittel

55,5% der Patienten wurden primär nach dem Trauma in die Unfallchirurgische Klinik der Medizinischen Hochschule Hannover eingeliefert; 44,5% wurden primär in anderen Häusern versorgt und sekundär zuverlegt.

Eine Aufschlüsselung der bei Primäreinlieferung beteiligten Rettungsmittel ist in Abb. 17 dargestellt; 77,1% der Patienten wurden durch ein arztbesetztes Rettungsmittel primär versorgt und transportiert (RHS/NAW/NEF).

Bei 12,4% der Patienten fanden sich keine Angaben über die präklinische Versorgung.

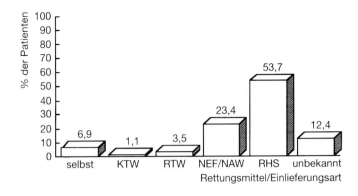

Abb. 17. Präklinische Versorgung und Rettungsmittel bei Verletzten mit Sakrumfrakturen. Berücksichtigt sind nur primäre Einlieferungen in die Unfallchirurgische Klinik der Medizinischen Hochschule Hannover (*n*=201). Primär auswärts versorgte Patienten wurden hier nicht analysiert (*RHS* Rettungshubschrauber, *NAW* Notarztwagen, *NEF* Notarzteinsatzfahrzeug, *KTW* Krankentransportwagen).

4.2.4 Geschlechts- und Altersverteilung

Die Geschlechtsverteilung zeigt ein leichtes Überwiegen des männlichen Geschlechts (56,5% der Fälle). Die Geschlechtsverteilung der Patienten mit Beckenverletzung ohne Sakrumbeteiligung und der Patienten mit Sakrumfraktur weist keine Unterschiede auf.

Der Altersunterschied der Patienten nach Sakrumfraktur liegt bei 32,7 Jahren, nach Beckenfrakturen ohne Sakrumbeteiligung bei 37,5 Jahren, der älteste Patient mit Beckenfraktur war 98, der älteste Patient mit Sakrumfraktur 89 Jahre alt. Der jüngste Beckenpatient war 3, der jüngste Patient mit Sakrumfraktur 6 Jahre alt.

Eine Aufschlüsselung der Altersverteilung, unterteilt nach Geschlecht, zeigt im Alterszeitraum von 20–40 Jahren ein deutliches Überwiegen der männlichen Patienten, während sich die Verteilung in der Gruppe der 61- bis 70jährigen umkehrt (Abb. 18).

Die altersbedingten Geschlechtsunterschiede sind bei den Patienten mit Sakrumfrakturen weniger deutlich, im Alter sind bei der Sakrumfraktur beide Geschlechter gleich häufig betroffen.

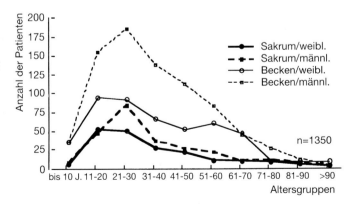

Abb. 18. Alters- und Geschlechtsverteilung von Becken- und Sakrumfrakturen im Vergleich. Sowohl die Becken- als auch die Sakrumfrakturen zeigen eine deutliche Häufung der Inzidenz in den aktivsten Lebensabschnitten von 20–40 Jahren mit Überwiegen des männlichen Geschlechts. Der bei weiblichen Patienten mit Beckenfrakturen beobachtete Anstieg im Alter von 60–70 Jahren ist bei den Sakrumfrakturen nicht nachzuvollziehen.

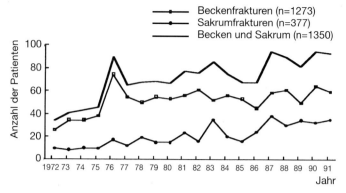

Abb. 19. Häufigkeit von Beckenfrakturen ohne Sakrumbeteiligung, der Sakrumfrakturen und aller Beckenfrakturen zusammen in den einzelnen Jahren des Beobachtungszeitraums. Die Inzidenz der Beckenverletzungen ist steigend.

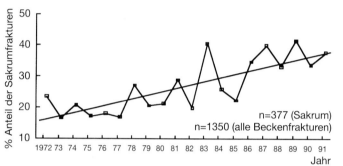

Abb. 20. Der Anteil der Sakrumfraktur an der Beckenfraktur ist beständig steigend und hat in den letzten 5 Jahren ein Niveau von über 30% erreicht. (Zu Beziehung mit der Entwicklung der Beckendiagnostik s. Abschn. 4.2.7)

4.2.5 Häufigkeit der Sakrumfraktur

Die Häufigkeit der Becken- und Sakrumfrakturen ist im Beobachtungszeitraum steigend (Abb. 19). Der Anteil der Sakrumfraktur an der Beckenverletzung liegt im Durchschnitt der beobachteten Fälle bei 27,6%. Im Zeitverlauf ist ein leichter Anstieg zu verzeichnen (Abb. 20). Im Zeitraum der letzten 5 Jahren hat sich der Anteil der Sakrumfraktur bei deutlich über 30% stabilisiert.

4.2.6 Verletzungsmuster

Die Sakrumverletzung als Teil einer Beckenverletzung ist lediglich Teil einer schweren Allgemeinverletzung; 89,4% der Patienten mit Sakrumfraktur hatten neben der Beckenverletzung noch mindestens eine weitere Verletzung in einer anderen Körperregion.

In der Abb. 21 sind die zusätzlich verletzten Körperregionen ihrer Häufigkeit nach aufgetragen. Neben dem hohen Anteil an begleitenden Schädel-Hirn-Verletzungen fällt besonders der hohe Anteil an Verletzungen des Körperstamms auf. Bei 68 Patienten (18,3%) war eine Notfallaparatomie nötig. Nur in 10,6% der Fälle lag eine isolierte Verletzung der Beckenregion vor; in allen anderen Fällen war mindestens eine weitere Körperregion verletzt.

4.2 Ergebnisse 39

Abb. 21. Übersicht über die einzelnen bei Vorliegen einer Sakrumfraktur zusätzlich verletzten Körperregionen. Besonders hoch ist die Anzahl der begleitenden Schädel-Hirn-Traumen und der Verletzungen von Abdomen und Thorax.

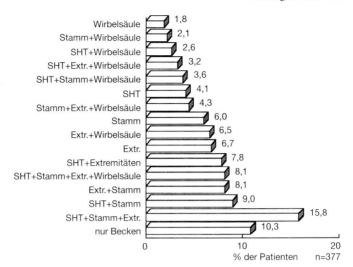

Abb. 22. Kumulative Übersicht über die Begleitverletzungen bei Sakrumfrakturen

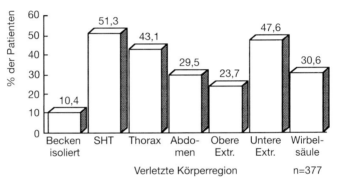

Abb. 23. Verteilung der Patienten in die Gruppen des PTS (PTS I = 0–11 Punkte, PTS II = 12–30 Punkte, PTS III = 31–49 Punkte, PTS IV = 50 Punkte und mehr)

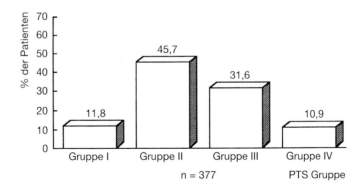

Eine kumulative Übersicht der verletzten Körperregionen zeigt die Abb. 22. Über die Hälfte der Patienten hatte ein begleitendes Schädel-Hirn-Trauma erlitten, bei 44% lag ein Thoraxtrauma vor.

Eine prognostisch aufschlußreichere Abschätzung der Verletzungsschwere erlaubt der PTS. Er lag im Durchschnitt aller Sakrumverletzten bei 27,03 Punkten entsprechend der

4 Klinische Untersuchung zur Sakrumfraktur

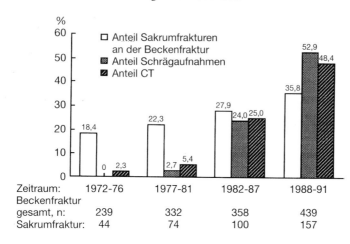

Abb. 24. Anteil der Sakrumfrakturen an den Beckenfrakturen in den 4 Perioden des Beobachtungszeitraums mit Gegenüberstellung der angewendeten Diagnostik

Verletzungsschwere Gruppe II. 42,5% der Patienten hatten allerdings Verletzungen entsprechend der Schwer- und Schwerstverletzungsgruppierungen III und IV (Abb. 23).

4.2.7 Diagnostik der Beckenverletzung

Bei allen 377 Patienten des Gesamtzeitraums lag zumindest eine Röntgen-Beckenübersichtsaufnahme vor. Inletaufnahmen wurden bei 117, Outletaufnahmen bei 113 Patienten angefertigt. Eine CT-Untersuchung wurde bei 107 Patienten durchgeführt, bei 6 Patienten wurden Schichtaufnahmen des dorsalen Beckenrings angefertigt. Eine dreidimensionale CT-Rekonstruktion lag für 4 Patienten aus jüngster Zeit vor (Abb. 24).

Wird der Untersuchungsabschnitt in 4 Zeitperioden unterteilt, läßt sich ab 1982 eine deutliche Zunahme der Schrägaufnahmen nach Pennal et al. [143] sowie ein zunehmender Anteil an CT-Untersuchungen erkennen. In der Überprüfung der Korrelation ist eine signifikante Abhängigkeit der diagnostizierten Sakrumfraktur und dem Anteil der Schrägaufnahmen und CT-Untersuchungen in der Zeitperiode 1982–1987 ($p < 0,01$) und 1988–1991 festzustellen ($p < 0,0001$). Weitere Variablen, wie z.B. die Indikation zur erweiterten Diagnostik am Becken und ein evtl. verändertes Verletzungsspektrum, gehen in diese Prüfung nicht mit ein.

Die Rate der diagnostizierten Sakrumfrakturen im Kollektiv der Beckenfrakturen steigt im Untersuchungszeitraum von 18,4 auf 35,8%. Auch in den Untersuchungsjahren 1990 und 1991 bleibt der Anteil der diagnostizierten Sakrumfrakturen bei 33%, obwohl der Anteil der angefertigten Schrägaufnahmen auf 70,9% und der Anteil der CT-Untersuchungen auf 61,3% gesteigert wurde.

4.2.8 Klassifikation

Die Sakrumfraktur wurde zunächst als Teil einer Beckenringinstabilität analysiert und nach Tile klassifiziert (Abb. 25). Bei den stabilen Verletzungen des Typs A entspricht der Typ A3 einer tiefen Sakrumquerfraktur. Sie machte 3,17% der Patienten mit Sakrumfrakturen aus. Ein fließender Übergang zu den ausgeschlossenen Patienten mit reinen Steißbeinfrakturen ist zu beobachten. Eine Beckenringinstabilität liegt in diesem Fall nicht vor.

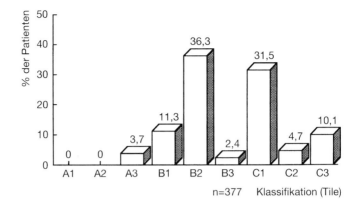

Abb. 25. Klassifikation der Beckenringinstabilität nach Tile [133] bei Vorliegen einer Sakrumfraktur

Bei den instabilen Frakturen der Typen B und C waren 50,0% der Sakrumverletzungen den Rotationsinstabilitäten des Typs B zuzuordnen, in 46,3% der Fälle lagen translatorische dorsale Instabilitäten des Typs C vor.

Die zusätzlich verletzten Regionen des Beckenrings werden nach den oben angeführten Instabilitätsregionen aufgeschlüsselt (Abb. 26). Es wird zwischen einer transsymphysären, einer transpubischen, einer transazetabulären, einer transiliakalen, einer transiliosakralen und einer transsakralen Instabilität unterschieden.

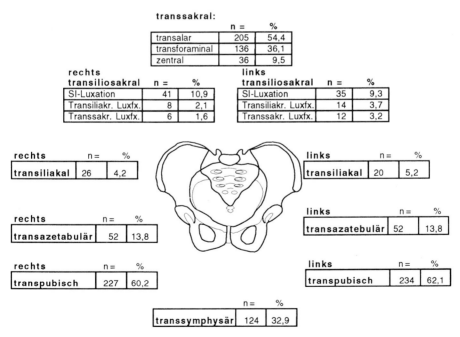

Abb. 26. Verteilung der zusätzlichen Frakturen im Beckenring bei Vorliegen einer Sakrumfraktur. Kumulative Übersicht der beobachteten Frakturlinien in jeder Region im Beckenring

Der transiliakale Instabilitätskomplex wird weiter unterschieden in die reine sakroiliakale Luxation und die transiliakale bzw. die zu den Sakrumfrakturen zählende transsakrale Luxationsfraktur. Die Unterteilung der Sakrumfraktur erfolgte nach Denis in transalar, transforaminal und zentral [32]. Unabhängig von der begleitenden Beckenringfraktur wurde der Frakturverlauf innerhalb des Sakrums isoliert analysiert.

Nach der Zoneneinteilung nach Denis traten 205 (54,4%) Frakturen in der Zone I (transalar), 136 (36,1%) in der Zone II (transforaminal) und 36 (9,5%) in der Zone III (zentral) auf.

4.2.9 Nervenschäden nach Sakrumfraktur

Die Krankenakten der 377 Patienten mit Sakrumfraktur wurden nach Angaben über Nervenschäden ausgewertet. Bei 57 Patienten nach Sakrumfraktur (15,1%) wurden Nervenschäden angegeben. Bei 179 Patienten (47,5%) lagen Befunde einer neurologischen Konsiliaruntersuchung aus dem klinischen Aufenthalt vor. Bei 141 Patienten wurde keine Angabe über einen neurologischen Schaden gemacht; 56 Patienten dieser Gruppe verstarben während des Intensivaufenthalts an der Schwere des allgemeinen Traumas. Eine verwertbare neurologische Untersuchung lag bei diesen Patienten nicht vor.

Die neurologische Symptomatik wurde in folgende Gruppen klassifiziert (s. auch Abschn. 4.1.4) [134]:

1. L_5-Syndrom
2. S_1-Syndrom
3. Kombiniertes L_5/S_1-Syndrom
4. Tieferliegende Läsionen (Konus- bzw. Kaudasymptomatik)
5. Kombinierte Ausfall der Wurzel S_1 mit Konus- bwz. Kaudasymptomatik
6. Kombinierter Ausfall L_5/S_1 mit Konus- bzw. Kaudasymptomatik

4.2.9.1 Neurologische Ausfälle in Beziehung zur Beckenklassifikation

Die beobachteten Nervenschäden wurden zunächst mit der vorliegenden Beckeninstabilität entsprechend der Klassifikation nach Tile korreliert. Diese Aufschlüsselung ist in Tabelle 5 dargestellt.

Bei Verletzungen des **Typs A** (stabiler Beckenring) treten Sakrumfrakturen definitionsgemäß nur als tiefe Querfrakturen ohne Beckenringbeteiligung auf (Typ Tile A3). Dieser Typ der Beckenringverletzung wurde bei 12 Patienten (3,2%) beobachtet. Zusätzlich wurden 2 Patienten (0,5%) mit minimaler, nur im CT zu erkennender Kompressionsfraktur im Bereich der Pars lateralis des Sakrums ohne begleitende Beckenringinstabilität dieser Gruppe zugeordnet.

Neurologische Ausfälle fanden sich nicht. Bei 7 Patienten wurden neurologische Kontrollen mit regelrechtem Befund durchgeführt, 1 Patient verstarb früh ohne neurologische Kontrolle, bei 4 Patienten finden sich keine Angaben über neurologische Ausfälle.

Beckenringverletzungen des **Typs B** (Außenrotation, laterale Kompression oder komplexe Rotationsbewegungen) waren bei 190 Sakrumfrakturen (50,4%) zu beobachten. Neurologische Ausfälle wurden bei 13 Patienten (6,8%) beschrieben. Isolierte Ausfälle im Bereich der Wurzel L_5 traten bei 2 Patienten auf, 1 isolierter Ausfall von S_1 bei einem

Tabelle 5. Neurologische Ausfälle nach Sakrumfraktur in Beziehung zum Grad der Beckeninstabilität (Klassifikation nach Tile). Angaben der Anzahl der Patienten, sowie der prozentuale Anteil mit und ohne Berücksichtigung der verstorbenen Patienten

	Tile A	Tile B	Tile C
n	14	190	173
Verstorben	1	22	32
Mortalität [%]	7,1	11,6	18,5
Neurologische Ausfälle (n)			
Keine	8	104	66
1. L_5	0	2	4
2. S_1	0	1	9
3. L_5+S_1	0	6	20
4. Konus/Kauda	0	1	2
5. S_1+Konus/Kauda	0	0	8
6. S_1/L_5+Konus/Kauda	0	3	3
Neurologie unbekannt	6	73	61
Neurologie alle Patienten [%]	**0**	**6,8**	**26,6**
Neurologie nur überlebende Patienten [%]	**0**	**6,8**	**32,6**

Patienten, kombinierte Ausfälle L_5 und S_1 bei 6 Patienten, eine Kaudasymptomatik bei 1 Patienten und kombinierte Ausfälle L_5/S_1 mit Kaudasymptomatik bei 3 Patienten.

98 Patienten wurden neurologisch untersucht und hatten einen regelrechten neurologischen Befund; 22 Patienten (12,2%) mit Verletzungen des Typs B verstarben, bei weiteren 48 liegen keine Angaben über den neurologischen Status vor.

Verletzungen des **Typs C** (translatorische dorsale Beckenringinstabilität) waren bei 173 (45,9%) der Sakrumfrakturen zu beobachten. Der Anteil der neurologischen Schädigungen ist in dieser Gruppe am höchsten, bei 45 Patienten (26,6%) wurden Nervenschäden als Folge der Sakrumverletzung beschrieben. Läsionen der Wurzel L_5 traten bei 4 Patienten auf, 9 Patienten hatten Ausfälle im Bereich der Wurzel S_1, kombinierte Läsionen der Wurzeln L_5 und S_1 wurden bei 20 Patienten angegeben, isolierte Kaudaläsionen lagen bei 2 Patienten vor, Kaudaläsionen mit S_1-Beteiligung bei 7 Patienten und eine Kaudaläsion kombiniert mit L_5/S_1-Läsionen bei 3 Patienten; 73 Patienten blieben ohne neurologischen Ausfälle, 32 Patienten (17,6%) dieser Gruppe verstarben ohne verwertbare neurologische Untersuchung, bei 33 Patienten lagen keine Angaben über neurologische Ausfälle vor.

4.2.9.2 Neurologische Ausfälle in Beziehung zur Sakrumklassifikation

Die beobachteten neurologischen Ausfälle nach Sakrumfraktur wurden mit der Klassifikation der Sakrumfraktur nach Denis (Zone I, II und III) korreliert (Tabelle 6), [32].

Frakturen des **Typs I (transalar)** lagen bei 205 Patienten (54,4%) vor. Neurologische Ausfälle wurden bei 24 Patienten (11,7%) beschrieben. Die Ausfälle betrafen die Wurzel L_5 in 4 Fällen, die Wurzel S_1 in 1 Fällen, bei 15 Patienten lagen kombinierte Ausfälle der Wurzeln L_5 und S_1 vor, 1 Patient hatte ein isoliertes Konus- bzw. Kaudasyndrom, 1 Patient hatte Ausfälle der Wurzel S_1 mit zusätzlicher Kaudasymptomatik und 2 Patienten Ausfälle

Tabelle 6. Neurologische Ausfälle nach Sakrumfraktur in Beziehung zur Klassifikation der Sakrumfraktur nach Denis et al. [32]. Anzahl der Patienten und prozentualer Anteil sowie der prozentuale Anteil mit und ohne Berücksichtigung der verstorbenen Patienten

	Zone I transalar	Zone II transforaminal	Zone III zentral
n	205	136	36
Verstorben	33	16	4
Mortalität [%]	17,1	11,8	11,1
Neurologische Ausfälle (n)			
Keine	97	65	16
1. L_5	4	2	0
2. S_1	1	6	3
3. L_5+S_1	15	10	1
4. Konus/Kauda	1	1	1
5. S_1+Konus/Kauda	1	6	1
6. S_1/L_5+Konus/Kauda	2	2	2
Neurologie unbekannt	84	44	12
Neurologie alle Patienten [%]	**11,7**	**19,9**	**22,2**
Neurologie **nur überlebende Patienten [%]**	**14,1**	**22,5**	**25,0**

der Wurzeln L_5/S_1 mit zusätzlicher Kaudasymptomatik; 97 Patienten (47,3%) dieser Gruppe wiesen keine neurologischen Ausfälle auf. Bei 84 Patienten (41,0%) liegen keine Angaben über neurologische Ausfälle vor, 35 dieser Patienten (17,0%) verstarben.

Frakturen in der **Zone II (transforaminal)** lagen bei 136 Patienten (36,1%) vor. Neurologische Ausfälle wurden bei 27 Patienten (19,1%) beobachtet. Im einzelnen hatten 2 Patienten isolierte Ausfälle im Bereich der Nervenwurzel L_5, 6 Patienten Ausfälle im Bereich der Wurzel S_1, 10 Patienten kombinierte Ausfälle der Wurzeln L_5 und S_1, 1 Patienten eine Kaudasymptomatik, 6 Patienten eine Kombination aus einem Ausfall S_1 mit Kaudasymptomatik und 2 Patienten eine Kombination von Ausfällen der Wurzeln L_5/S_1 mit Kaudasymptomatik; 66 Patienten (48,5%) hatten keine neurologische Symptomatik, bei 44 Patienten (32,4%) finden sich keine Angaben über neurologische Ausfälle, 17 (12,5%) dieser Patienten verstarben.

Sakrumfrakturen in der **Zone III (zentral)** lagen bei 36 Patienten (9,6%) vor. Neurologische Ausfälle waren bei 7 Patienten (19,4%) zu beobachten. Die Ausfälle betrafen in keinem Fall isoliert die Wurzel L 5, in 3 Fällen isoliert die Wurzel S 1, in 1 Fall die Wurzeln L_5 und S_1, in 1 Fall wurde eine Kaudasymptomatik beobachtet, in 1 Fall eine Kombination eines Ausfalls S_1 mit Kaudasymptomatik und in 1 weiteren Fall eine Kombination eines Ausfalls L_5/S_1 mit Kaudasymptomatik. Keine neurologischen Ausfälle wurden bei 13 Patienten (44,4%) beschrieben, keine Angaben über neurologische Ausfälle lagen bei 12 Patienten (33,3%) vor, 4 dieser Patienten (11,1%) verstarben.

Zum Vergleich mit den Auswertungen von Denis [32] wurde die Rate der Nervenschäden isoliert für die überlebenden Patienten berechnet. Es ergab sich dann eine Rate der Nervenschäden von 14,1% für die Zone I, 22,5% für die Zone II und 25,0% für Verletzungen in der Zone III.

Tabelle 7. Neurologische Ausfälle nach Becken- und Sakrumfraktur. Nervenschäden nach Sakrumfraktur, aufgeschlüsselt nach Beckenringinstabilität (Tile) und Frakturklassifikation des Sakrums (Denis). Anzahl der Patienten und prozentualer Anteil mit und ohne Berücksichtigung der verstorbenen Patienten

Klasse Tile [179–181]	A			B			C		
Klasse Denis [32]	I	II	III	I	II	III	I	II	III
n	2	0	12	104	76	10	99	60	14
Verstorben	0	0	1	17	5	0	18	11	3
Neurologie									
Keine Neurologie	1	7	2	58	40	6	38	25	3
1. L_5	0	0	0	1	1	0	3	1	0
2. S_1	0	0	0	0	1	0	1	5	3
3. $L_5 + S_1$	0	0	0	3	3	0	12	7	1
4. Konus/Kauda	0	0	0	1	0	0	0	1	1
5. S_1 + Konus/Kauda	0	0	0	0	0	0	6	1	
6. S_1/L_5 + Konus/Kauda	0	0	0	1	1	1	1	1	1
Neurologie unbekannt	1	0	5	40	30	3	43	14	4
Neurologie alle Patienten [%]	**0**	**0**	**0**	**6,8**	**7,9**	**10,0**	**26,6**	**35,0**	**50,0**
Neurologie nur überlebende Patienten [%]	**0**	**0**	**0**	**7,7**	**8,4**	**10,0**	**32,6**	**42,9**	**63,6**

4.2.9.3 Neurologische Ausfälle in Beziehung zur Becken- und Sakrumklassifikation

Werden die Nervenschäden nach der Klassifikation der Beckenringverletzungen aufgeteilt und zusätzlich nach der Einteilung der Sakrumverletzung unterteilt, erhält man ein wesentlich differenzierteres Bild der Nervenschäden (Tabelle 7).

Nach Verletzungen des Typs A waren keine Nervenausfälle zu beobachten, insbesondere die als zentrale Frakturen zu klassifizierenden tiefen Querfrakturen bei ansonsten stabilem Beckenring zeigten in unserem Krankengut keine neurologischen Ausfälle. Es ist allerdings einschränkend zu bemerken, daß bei 5 von 12 Patienten keine Angabe über neurologische Ausfälle vorlag.

Bei Verletzungen des Typs B ist der Anteil der Nervenschäden in allen Frakturzonen des Sakrums deutlich geringer als nach Verletzungen des Typs C. In dieser Gruppe liegt der Anteil der Nervenschäden nach Frakturen in Zone I (transalar) bei 6,8%, in Zone II (transforaminal) bei 7,9%. Bei Frakturen in der Zone III (zentral) bei einer Beckenringverletzung des Typs B waren bei einem von 10 Patienten ein kombinierter Ausfall der Wurzeln L_5/S_1 mit Konussymptomatik zu beobachten.

Bei Beckenringinstabilitäten des Typs C stieg der Anteil der Nervenschäden in allen Frakturzonen des Sakrums stark an. In Zone I wurden 26,6% Nervenschäden, in der Zone II 35,0% und in der Zone III 50,0% Nervenschäden beobachtet. Betrachtet man in dieser Gruppe nur die überlebenden Patienten, steigt der Anteil der Nervenverletzungen in Zone I auf 32,6%, in Zone II auf 42,9% und in Zone III auf 63,6%.

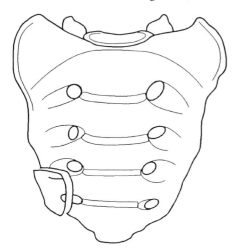
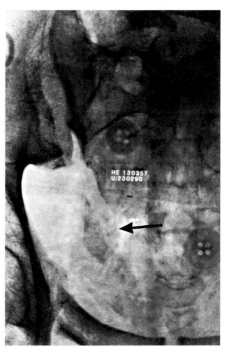

Abb. 27. Isolierter Ausriß des Lig. sacrotuberale ohne weitere Frakturlinie im Sakrum (*Pfeil*). Er besteht immer in Kombination mit translatorischer Beckeninstabilität oder massiver Außenrotationsverletzung (bevorzugt bei sakroiliakalen Luxationen). **Häufigkeit: 2%, Neurologie: 2/7 (28,6%)**

4.2.9.4 Neurologische Ausfälle in Beziehung zum Frakturverlauf

Der anatomische Frakturverlauf innerhalb des Sakrums wurde analysiert. Bei 24 Patienten war die Röntgendiagnostik nicht ausreichend, um den anatomischen Frakturverlauf sicher nachzuvollziehen, sie wurden ausgeschlossen. Folgende Frakturformen im Os sacrum konnten unterschieden werden:

Typ 0: Knöcherner Bandausriß Sakrum
Es besteht ein knöcherner Ausriß des Lig. sacrospinale oder sacrotuberale, eine weitere Fraktur am Sakrum fand sich nicht (Abb. 27).

Dieser Frakturtyp war bei 7 Patienten zu beobachten, er trat in 5 Fällen bei instabilen Beckenringverletzungen des Typs C in Kombination mit einer sakroiliakalen Luxation auf, in 2 Fällen war er bei Außenrotationsverletzungen (Tile B) zu beobachten. Eine Kaudasymptomatik trat in 1 Fall der Außenrotationsverletzung auf, eine kombinierte Läsion L_5/S_1 mit Kaudasymptomatik war nach C-Verletzung zu beobachten. Ohne Neurologie waren 2 Patienten, bei 3 Patienten fanden sich keine Angaben.

Typ I: Transalare Frakturen

Typ Ia: Transalare Fraktur im kranialen Anteil der Pars lateralis sacri
Der Frakturverlauf ist auf den kranialen Sakrumanteil begrenzt. Der Frakturtyp ist in der Regel Ausdruck einer transsakralen Luxationsfraktur des SIG. Dieser Frakturtyp trat bei 28 Patienten auf; 3 Patienten hatten Ausfälle der Wurzeln L_5/S_1, eine Konussymptomatik

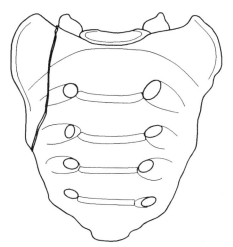

Abb. 30. Sakrumfraktur Typ Ib. Sondertyp „Kompressionsfraktur": Im Rahmen einer Innenrotationsverletzung des Sakrums kommt es zu einer Kompression und Impaktion der Frakturflächen besonders im ventralen Bereich der Pars lateralis des Sakrums (*Pfeil*). Dieser Frakturtyp ist häufig erst in der CT-Diagnostik zu erkennen.
Häufigkeit: 18%, Neurologie: 0/63 (0%)

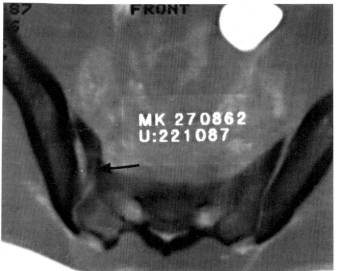

lis führten und im Rahmen von lateralen Kompressionsfrakturen auftraten. Auch Frakturen mit Trümmerzonen traten in diesem Bereich auf.

Bei nicht impaktiertem Frakturverlauf (91 Patienten) wurde in 3 Fällen eine isolierte L_5-Symptomatik, in weiteren 9 Fällen kombinierte L_5/S_1-Ausfälle beobachtet, kombinierte Ausfälle L_5/S_1 mit Kaudasymptomatik waren bei 3 Patienten zu beobachten. Ohne neurologischen Ausfälle waren 37 Patienten.

Keine Angaben lagen bei 40 Patienten vor.

Als Sonderformen dieses Frakturverlaufs sind der häufige Kompressionstyp bei Innenrotationsverletzungen des Beckenrings (Tile B2) und die seltene Form mit Trümmerzone der Pars lateralis des Sakrums zu werten (Abb. 29–31).

Der Kompressionstyp der transalaren Fraktur trat in 63 Fällen auf, neurologische Ausfälle wurden bei keinem Patienten beschrieben, bei 44 Patienten lagen neurologische Untersuchungen vor, ohne Angaben blieben 19 Patienten.

4.2 Ergebnisse

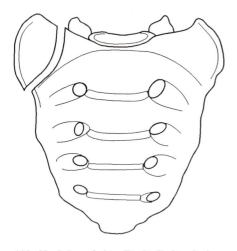
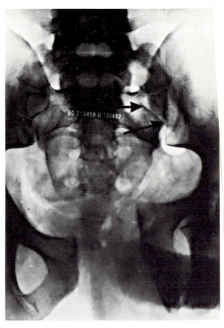

Abb. 28. Sakrumfraktur Typ Ia. Fraktur im kranialen Anteil der Ala des Os sacrum (*Pfeil*). Dieser Frakturtyp ist meist Ausdruck einer transsakralen Luxationsfraktur des SIG mit Ausriß eines großen alaren Sakrumfragments.
Häufigkeit: 8%, Neurologie: 3/28 (10,1%)

war nicht zu beobachten. Ohne neurologische Ausfälle waren 10 Patienten, bei 15 Patienten lagen keine Angaben über neurologische Störungen vor (Abb. 28).

Typ Ib: Transalare Fraktur bis distal des SIG
Dieser Frakturtyp betrifft die komplette Pars lateralis des Sakrums bis distal des SIG. Als Sondertyp sind Kompressionsfrakturen zu werten, die zu einer Impaktion der Pars latera-

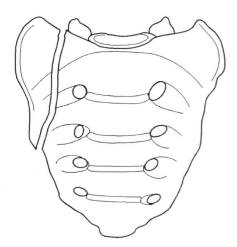
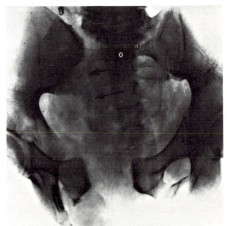

Abb. 29. Sakrumfraktur Typ Ib. Fraktur durch die Pars lateralis des Sakrums. Die Frakturlinie endet distal des SIG (*Pfeile*). **Häufigkeit: 44%, Neurologie: 15/156 (9,6%)**

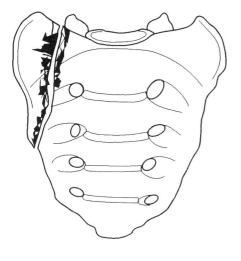
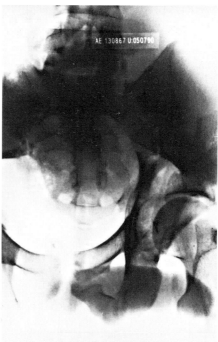

Abb. 31. Sakrumfraktur Typ Ib, Sondertyp „Trümmerzone": Fraktur durch die Pars lateralis des Sakrums mit Vorliegen einer Trümmerzone. **Häufigkeit: 0,6%, Neurologie: 1/2 (50%)**

Zwei Patienten hatten Trümmerzonen in der Pars lateralis des Sakrums, 1 Patient wies eine kombinierte S_1-Symptomatik mit Kaudaläsion auf, 1 Patient verstarb früh ohne verwertbare neurologische Untersuchung.

Typ II: Transforaminale Frakturen

Typ IIa: Transforaminale Fraktur mit Beteiligung der Foramina S_1 und S_2
Dieser Frakturtyp betrifft die Zone der Foramen, der Frakturverlauf ist allerdings nur kurz, es sind lediglich die Foramen S 1 und S 2 betroffen. Distal davon läuft die Frakturlinie nach lateral aus. Dieser Frakturtyp trat bei 53 Patienten als „glatte" Frakturlinie auf. Eine S_1-Symptomatik wiesen 4 Patienten auf, L_5/S_1 Ausfälle 1 Patient. Eine kombinierte S_1-Symptomatik mit Kaudaläsion war bei 2 Patienten, eine L_5/S_1-Symptomatik mit Kaudaläsion bei 1 Patienten zu beobachten. Ohne neurologische Ausfälle waren 25 Patienten, keine Angaben lagen bei 21 Patienten vor.

Auch bei diesem Frakturverlauf waren Sonderformen zu beobachten. Kombination mit einem knöchernen Bandausriß des Lig. sacrospinale, Kompressionsfrakturen und Trümmerzonen (Abb. 33–35).

Zwei Patienten wiesen zusätzlich Ausrißfrakturen des Lig. sacrospinosum auf, einer dieser Patienten wies eine L_5/S_1-Symptomatik auf, bei dem anderen Patienten fanden sich keine Angaben über neurologische Ausfälle.

Ein Kompressionstyp mit Impaktion im Bereich der Foramen fand sich bei 7 Patienten, in 1 Fall war ein Ausfall im Bereich L_5/S_1 zu beobachten, ohne Neurologie waren 4 Patienten, keine Angaben lagen bei 2 Patienten vor.

4 Klinische Untersuchung zur Sakrumfraktur

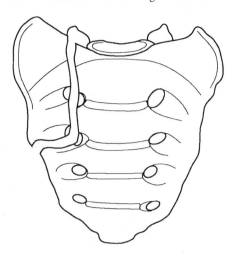
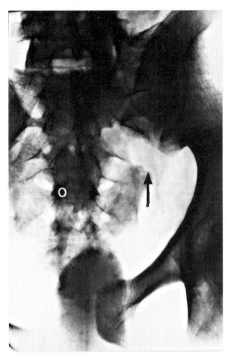

Abb. 32. Sakrumfraktur Typ IIa. Transforaminale Fraktur mit Beteiligung der Foramina S_1 und S_2. Distal davon verläßt die Frakturlinie das Sakrum nach lateral (*Pfeil*). **Häufigkeit: 19%, Neurologie: 12/68 (28,3%)**

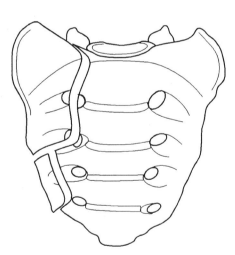
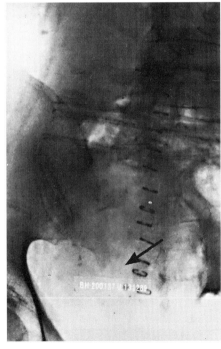

Abb. 33. Sakrumfraktur Typ IIa: Sonderform Bandausriß. Fraktur durch die Pars lateralis des Sakrums. Die Frakturlinie endet distal des SIG. Zusätzlich besteht distal der Frakturlinie ein knöcherner Ausriß des Lig. sacrospinale. **Häufigkeit: 0,6%, Neurologie: 1/2 (50%)**

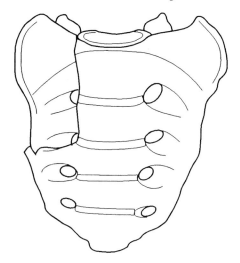

Abb. 34. Sakrumfraktur Typ IIa: Sonderform Kompressionsfraktur. Innenrotationsverletzung mit Kompressionszone im Bereich der Foramen S_1 und S_2. **Häufigkeit: 2%, Neurologie: 1/7 (14,3%)**

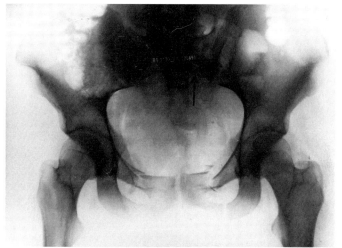

Bei 6 weiteren Patienten lagen Trümmerzonen in der Zone der Foramen vor, 2 Patienten hatten neurologische Ausfälle (L_5 bzw. L_5/S_1), 2 Patienten hatten keine Ausfälle und bei 2 weiteren fehlten klinische Angaben.

Typ IIb: Fraktur mit Beteiligung aller Foramina oder mindestens bis S_3
Dieser Frakturtyp unterscheidet sich von den vorangegangenen durch eine weiter distal verlaufende Frakturlinie. In der Regel sind alle Foramen betroffen, zumindest aber die Foramen 1–3 (Abb. 36).

Dieser Frakturtyp trat mit unkomplizierter Frakturlinie bei 40 Patienten auf, an neurologischen Ausfällen waren Läsionen im Bereich L_5 bei 1 Patienten, im Bereich S_1 bei 2 Patienten, kombinierte Ausfälle L_5/S_1 bei 3 Patienten, eine isolierte Kaudaläsion bei 1 Patienten, Kaudaläsionen kombiniert mit S_1-Ausfall bei 1 Patienten und in 1 weiteren Fall mit zusätzlicher L_5-Beteiligung zu beobachten.

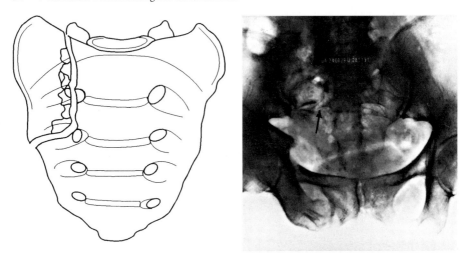

Abb. 35. Sakrumfraktur Typ IIa: Sonderform Trümmerzone. Frakturverlauf durch die Foramen S_1 und S_2 mit Trümmerzone in diesem Bereich, teilweise auch auf die Pars lateralis übergehend. **Häufigkeit: 1,7%, Neurologie: 2/6 (33,3%)**

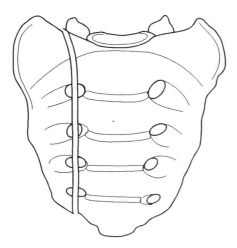

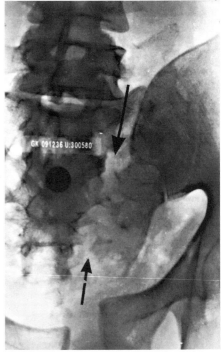

Abb. 36. Sakrumfraktur Typ IIb: Transforaminale Fraktur, langer Typ. Die Frakturlinie betrifft alle Foramen, mindestens jedoch die Foramen S_1 bis S_3, bevor sie nach lateral den Knochen verläßt. **Häufigkeit: 13%, Neurologie: 10/45 (22,2%)**

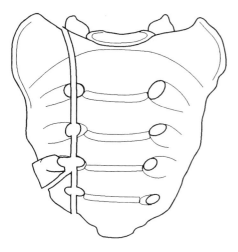

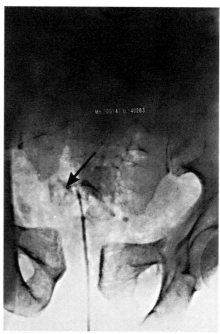

Abb. 37. Sakrumfraktur Typ IIb: Sonderform Bandausriß. Neben der mindestens bis zum Foramen S_3 reichenden Frakturlinie besteht ein weiter distal liegendes knöchernes Abrißfragment des Lig. sacrospinosum.
Häufigkeit: 0,9%, Neurologie: 1/3 (33,3%)

Auch bei dem tiefen transforaminalen Frakturtyp waren bei 3 zusätzlichen Patienten Kombinationen mit Ausrißfrakturen des Lig. sacrospinosum zu beobachten. Eine Unterscheidung zum Typ II a mit Ausrißfraktur besteht in dem fehlenden, zwischen beiden Fragmenten liegenden Sakrumhauptfragment, beide Frakturlinien gehen ineinander über, das laterale Fragment ist im Bereich des Bandansatzes zusätzlich frakturiert. Einer dieser Patienten hatte eine L_5/S_1-Symptomatik, bei 2 Patienten waren keine neurologischen Ausfälle zu beobachten (Abb. 37).

Eine Impaktion im Bereich der Foramen trat bei 2 Patienten im Rahmen von lateralen Kompressionsfrakturen des Beckens auf, bei einem Patienten war keine neurologische Untersuchung erwähnt, bei dem anderen bestand nach Untersuchungsbefund kein neurologischer Ausfall (Abb. 38).

Typ III: Zentrale Frakturen
Zentrale Frakturen mit einfachem Frakturverlauf traten bei 18 Patienten auf. Nervenschäden wurden bei 4 der 22 Patienten beobachtet, im einzelnen traten 2 S_1-Syndrome auf, je 1 Patient hatte eine Konus-/Kaudasymptomatik und eine kombinierte L_5/S_1-Symptomatik mit Kaudabeteiligung. Ohne neurologische Beteiligung waren 12 Patienten, bei 9 lagen keine neurologischen Untersuchungsbefunde vor.

Den Vorschlägen mehrerer Autoren folgend wurden Frakturen mit vertikalem, horizontalem und schrägem Frakturverlauf unterschieden (Abb. 39–41).

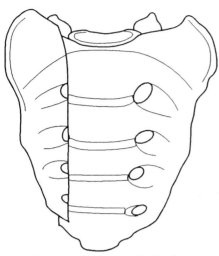 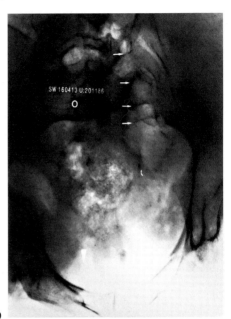

Abb. 38. Sakrumfraktur Typ IIb: Sondertyp Kompressionsfraktur. Innenrotationsverletzung mit Kompressionszone im Bereich aller Foramen. **Häufigkeit: 0,6%, Neurologie: 0/2 (0%)**

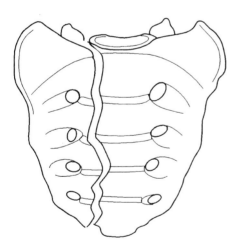 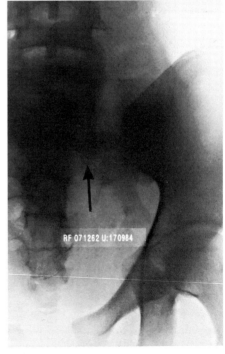

Abb. 39. Sakrumfraktur Typ IIIa: vertikal, zentral. Der Frakturverlauf liegt parallel zu den Foramen, aber medial von ihnen. Die Körpermitte wird vom Frakturverlauf nicht gekreuzt. **Häufigkeit: 1%, Neurologie: 1/4 (25,0%)**

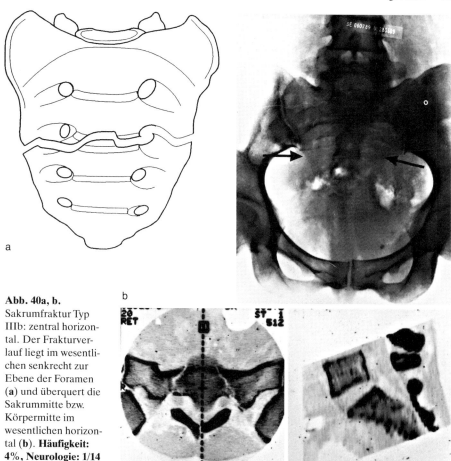

Abb. 40a, b. Sakrumfraktur Typ IIIb: zentral horizontal. Der Frakturverlauf liegt im wesentlichen senkrecht zur Ebene der Foramen (**a**) und überquert die Sakrummitte bzw. Körpermitte im wesentlichen horizontal (**b**). **Häufigkeit: 4%, Neurologie: 1/14 (7,1%)**

Typ IIIa: Zentrale Fraktur mit vertikalem Frakturverlauf
Diesen Frakturtyp wiesen 4 Patienten auf, ein Patient hatte eine S_1-Symptomatik, 1 Patient war ohne neurologische Ausfälle, bei 2 Patienten fehlen Angaben über neurologische Ausfälle.

Typ IIIb: Zentrale Fraktur mit horizontalem Frakturverlauf
Horizontal verlaufende Frakturlinien fanden sich bei 14 Patienten, 1 Patient wies einen L_5/S_1-Ausfall mit Kaudasymptomatik auf, 8 Patienten waren ohne neurologische Ausfälle, bei 5 fehlen Angaben über Ausfallerscheinungen.

Typ IIIc: Zentrale Fraktur mit schrägem Frakturverlauf
Einen schrägen Frakturverlauf mit Kreuzung der Mittellinie wiesen 7 Patienten auf, neurologische Ausfälle hatten 2 Patienten (Kaudasymptomatik, S_1-Symptomatik), keine neurologischen Ausfälle wurden bei 3 Patienten gefunden, keine Angaben über Ausfälle lagen bei 2 Patienten vor.

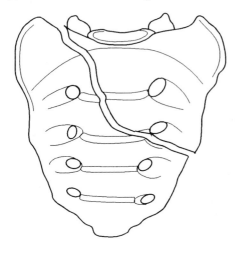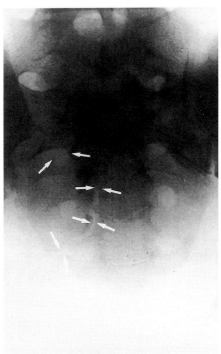

Abb. 41. Sakrumfraktur Typ IIIc: zentral schräg. Die Fraktur beginnt in der Regel im Bereich der Pars lateralis des Sakrums, kreuzt schräg nach distal verlaufend die zentrale Zone und endet im distalen Teil der gegenseitigen Pars lateralis des Sakrums.
Häufigkeit: 2%, Neurologie: 2/7 (28,5%)

Typ IV: Bilaterale Frakturen
Bei 22 Patienten lagen Frakturverläufe vor, die das Sakrum auf beiden Seiten betrafen (Abb. 42) und nicht einem der angeführten Typen zuzuordnen waren. Sie wurden als bilaterale Frakturen klassifiziert und versucht, die Frakturverläufe der rechten und linken Seite jeweils einer der oben angeführten Gruppierungen zuzuordnen.

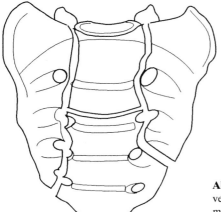

Abb. 42. Sakrumfraktur Typ IV: Bilaterale Frakturverläufe. Beispiel für eine bilaterale Sakrumfraktur mit 2 transforaminalen longitudinalen Frakturlinien und 1 zentralen Querfraktur

Tabelle 8. Neurologische Ausfälle und Frakturverlauf. Synopsis der verschiedenen Frakturtypen in Beziehung zu den bei den einzelnen Verletzungen beobachteten Nervenschäden

Frakturtyp	n	Neurologie [%]	L_5	S_1	S_1L_5/S_1	Konus	L_5/S_1 + Konus	S_1 + Konus	ohne Neurologie	Unbekannt
0	7	28,6	0	0	0	1	1	0	2	3
I a	28	10,7	0	0	3	0	0	0	10	15
I b	156	9,6	3	0	9	0	2	1	81	59
alle I	**184**	**7,6**	**3**	**0**	**12**	**0**	**2**	**1**	**91**	**74**
II a	68	17,7	1	4	4	0	1	2	31	26
II b	45	22,2	1	2	4	1	1	1	21	14
alle II	**103**	**21,4**	**2**	**6**	**8**	**1**	**2**	**3**	**52**	**40**
III a	4	25,0	0	1	0	0	0	0	1	2
III b	14	7,1	0	0	0	0	1	0	8	5
III c	7	28,6	0	1	0	1	0	0	3	2
alle III	**24**	**16,7**	**0**	**2**	**0**	**1**	**1**	**0**	**12**	**9**
IV	22	31,8	0	2	3	0	1	1	7	8
Unbekannter Frakturverlauf	24									

Tabelle 9. Beobachtete Nervenschäden in bezug zu der Frakturcharakteristik. Aufgeschlüsselt sind die „einfachen" Frakturverläufe, der Kompressionstyp, Frakturen mit knöchernen Ausrissen des Lig. sacrospinosum und die Trümmerfrakturen

Frakturcharakteristik n	Neurologische Ausfälle [%]	L_5	S_1	S_1L_5/S_1	Konus	L_5/S_1 + Konus	S_1 + Konus	Ohne Neurologie	Unbekannt
Kompression 72	1,4	0	0	1	0	0	0	49	22
„einfache" Fraktur 237	16,0	4	8	15	2	5	4	102	98
Bilaterale Fraktur 22	31,8	0	2	3	0	1	1	7	8
Ausriß 12	33,3	0	0	2	1	1	0	4	4
Trümmerfraktur 8	37,5	1	0	1	0	0	1	2	3

Zwei Patienten wiesen bei der neurologischen Untersuchung eine S_1-Symptomatik auf, 3 Patienten eine kombinierte L_5/S_1-Symptomatik; 2 Patienten hatten eine Kaudasymptomatik mit S_1-Ausfall bzw. L_5/S_1-Beteiligung; 7 Patienten hatten keine Nervenschäden, bei 8 Patienten liegen keine Angaben vor; 2 dieser Patienten verstarben früh, ohne daß eine neurologische Untersuchung möglich war.

In der Tabelle 8 sind die Nervenschäden in Beziehung zum Frakturverlauf zusammengestellt. Es ist eine Tendenz zu höhere Nervenbeteiligung bei weiter zentral liegendem

4 Klinische Untersuchung zur Sakrumfraktur

Frakturverlauf zu beobachten, allerdings läßt sich aus dem rein anatomischen Frakturverlauf noch keine verläßliche Aussage über die Rate der zu erwartenden Nervenschäden machen. Innerhalb der Gruppen zeigen die einzelnen Frakturverläufe keine Unterschiede in der Rate der Nervenschäden.

Eine bessere Abschätzung des Risikos für begleitende Nervenschäden ist durch die Unterteilung in eine „Frakturcharakteristik" möglich (Tabelle 9). Ein hohes Risiko für Nervenschäden weisen Trümmerfrakturen, Ausrißfrakturen und alle bilateralen Frakturverläufe auf, während Frakturen vom Kompressionstyp nur eine sehr geringe Rate von Nervenschäden zeigt.

4.2.10 Therapie und Behandlungsergebnisse nach Sakrumfrakturen

Der überwiegende Anteil der Patienten wurde konservativ behandelt. Eine spezifische Osteosynthese der Sakrumfraktur wurde lediglich bei 10 Patienten vorgenommen, ansonsten lagen kombinierte hintere Beckenringinstabilitäten vor.

Die konservative Behandlung bestand in Bettruhe, in Einzelfällen wurde bei instabilen Verletzungen des Typs C eine Beckenschwebe angelegt.

Die Sakrumfrakturen wurden auf das radiologische Ausheilungsergebnis in Beziehung zum gewählten Therapieverfahren ausgewertet. Für 115 Patienten lagen Röntgenbilder nach Ausheilung vor, 22 Patienten waren während des stationären Aufenthalts verstorben, für weitere 36 Patienten lagen keine Abschlußbilder vor; 73 dieser Patienten wurden konservativ behandelt, in 9 Fällen kam es zur anatomischen Ausheilung, in 31 Fällen betrug die dorsale Fehlstellung bis 1 cm, in weiteren 32 Fällen betrug die dorsale Fehlstellung über 1 cm.

Bei 42 Patienten wurden Eingriffe zur Stabilisierung des Beckenrings vorgenommen. Bei 13 Patienten heilte die Sakrumfraktur als Teil der dorsalen Instabilität anatomisch aus, 10 Patienten hatten dorsale Fehlstellungen unter 1 cm, bei 19 Patienten betrug die Fehlstellung mehr als 1 cm. Wird das Osteosyntheseverfahren jedoch weiter aufgeschlüsselt, erhält man das in Tabelle 10 dargestellte Bild.

Bei kombinierter dorsaler und ventraler Stabilisierung heilten 14 der 15 Frakturen mit unter 1 cm Fehlstellung aus, nach alleinig dorsalem Verfahren 3 von 6, nach alleinig ventralem Verfahren (Fixateur externe oder Symphysen- oder Schambeinplatte) 6 von 21.

Folgende Verfahren wurden zur dorsalen Stabilisierung angewendet:

Tabelle 10. Übersicht über das radiologische Ausheilungsergebnis nach Sakrumfrakturen, aufgeschlüsselt nach chirurgischer Stabilisierung (rein dorsale, rein ventrale und kombinierte Osteosynthesen) und konservativer Therapie. Analysiert wurden instabile Sakrumfrakturen (Tile C, $n=173$), für 115 Patienten lagen Ausheilungsbilder vor, 22 Patienten waren verstorben.

Ausheilungsergebnis	Anatomisch	Unter 1 cm	Über 1 cm	Summe
Therapieverfahren	9	5	1	**15**
Stabilisierung dorsal und ventral				
Stabilisierung nur dorsal	1	2	3	**6**
Stabilisierung nur ventral	3	3	15	**21**
Konservative Therapie	9	31	34	**73**
Summe	**22**	**42**	**51**	**115**

Zur anatomischen Ausheilung führten in 3 Fällen quere, dorsal überbrückende ilioiliakale Plattenosteosynthesen, in 1 Fall eine direkte Fragmentverschraubung bei einer transsakralen Luxationsfraktur, in 3 Fällen eine auf das Sakrum beschränkte, modifizierte Kleinfragmentosteosynthese und in 2 Fällen die Notfalltherapie mit der Beckenzwinge nach Ganz mit folgender langer Intensivliegezeit.

Eine dorsale Dislokation unter 1 cm war in 4 Fällen nach Stabilisierung mit Harrington-Sakralstäben zu erreichen, in 1 Fall wurde dabei auf eine ergänzende ventrale Stabilisierung verzichtet. Eine modifizierte Kleinfragmentosteosynthese des Sakrums, eine quere ilioiliakale Plattenosteosynthese und eine transiliosakrale Verschraubung führten jeweils einmal zu einer Ausheilung unter 1 cm Dislokation.

In der Gruppe der starken dorsalen Dislokationen (>1 cm) wurden in 2 Fällen nur dorsale Harrington-Sakralstäbe ohne ergänzende ventrale Beckenstabilisierung verwendet, einer dieser Patienten war mit der Notfallbeckenzwinge vorbehandelt. In 1 Fall brach eine transiliosakrale Verschraubung mit einer einzelnen 6,5-mm-Spongiosazugschraube (32-mm-Gewinde), in 1 Fall wurde bei gleichseitiger sakroiliakaler Luxation und transforaminaler Fraktur eine ventrale Plattenosteosynthese mit Olerud-Platte durchgeführt; in der Folge kam es zur Dislokation der transforaminalen Fraktur.

Die Gruppe der Patienten, die ein anatomisches Ausheilungsergebnis unter konservativer Therapie oder alleinig ventraler Stabilisierung aufwiesen, wurde weiter nach Verletzungsschwere und Beginn der Mobilisation analysiert. Bei den 3 durch alleinig ventrale Osteosynthese stabilisierten Patienten handelt es sich in 1 Fall um eine zentrale, schräg verlaufende Sakrumfraktur (PTS 15 Punkte). Dieser Patient wurde mit ventralem Fixateur externe behandelt und nach 14 Tagen mobilisiert. Die beiden anderen Patienten (transalare und transforaminale Sakrumfraktur) mit einem PTS von 25 und 37 Punkten wurden 7 Tage auf der Intensivstation behandelt und waren über 6 Wochen immobilisiert.

Die konservativ behandelten Patienten hatten einen durchschnittlichen PTS von 34 Punkten, 4 Patienten lagen weniger als 3 Tage auf der Intensivstation, 1 Patient 7 Tage, 1 weiterer 14 Tage und 3 Patienten mehr als 14 Tage. Die Mobilisation erfolgte bei keinem dieser Patienten nach weniger als 14 Tagen, 4 wurden nach 3–6 Wochen mobilisiert, 1 Patient war sogar erst nach 10 Wochen zu mobilisieren.

4.2.11 Komplikationen nach Sakrumfrakturen

Die Komplikationen nach Sakrumfrakturen sind in Tabelle 11 aufgelistet. Blutungskomplikationen traten bei 4,0% der Patienten auf und waren in allen Fällen Ausdruck einer komplexen Beckenverletzung. Subkutane Hämatome waren bei 1,9% der Patienten zu beobachten, es wurde in 5 Fällen punktiert, in 2 Fällen ausgeräumt und heilte in allen Fällen folgenlos aus. Die Thromboserate betrug 3,7%, eine Embolie trat bei 1,1% der Patienten auf (4 Patienten) und war in 1 Fall tödlich. Eine Sakrumosteosynthese wurde nicht durchgeführt. Die Infektrate von 5,8% war in 14 Fällen auf den begleitenden Weichteilschaden (komplexes Beckentrauma) und in 8 Fällen auf oberflächliche Weichteilinfekte nach anteriorer Beckenstabilisierung (Symphysenplatte, Pininfekt nach Fixateur) zurückzuführen. Ein Infekt nach Sakrumosteosynthese war nicht zu beobachten. Die Rate an ARDS betrug 6,6%, ein Multiorganversagen (MOV) trat in 7,9% der Fälle auf.

4 Klinische Untersuchung zur Sakrumfraktur

Tabelle 11. Angegeben ist die prozentuale Häufigkeit der Komplikationen beim Gesamtkrankengut von 377 Patienten mit Sakrumfrakturen. Spezifische Komplikationen bei den Patienten mit interner Stabilisierung des Sakrums waren nicht zu beobachten

Komplikation	Häufigkeit [%]	Bemerkungen
Blutung	4,0	Alle nach Komplextrauma des Beckens[a] (7 Patienten mit pelveiner Gefäßverletzung, 6 Patienten nach Blasenrupturen und periversikaler Blutung)
Hämatom	1,9	7 Patienten mit subkutanem Hämatom, Symphyse
Thrombose	3,7	
Embolie	1,1	1 Patient letaler Ausgang
Weichteilinfekt	5,8	14 Patienten nach Komplextrauma des Beckens, in 8 Fällen infiziertes Hämatom nach Symphysenplatte
MOV	7,9	
ARDS	6,6	

[a] Beckenfraktur mit komplizierendem intra- oder extrapelvinem Weichteilschaden [11].

4.2.12 Letalität

Die Letalität aller Patienten nach Sakrumfraktur betrug 15,1%. Sie zeigte keinen signifikanten Unterschied zum Gesamtkollektiv der beckenverletzten Patienten (18,1%). Eine signifikante Korrelation bestand zwischen der Mortalität und der Schwere der Allgemeinverletzung ausgedrückt durch die PTS-Gruppe (Abb. 43). Während in der Gruppe I kein Patient verstarb ($n = 71$), verstarben 6% der Patienten aus Gruppe II ($n = 159$), 26,4% aus Gruppe III ($n = 108$) und 50% der Verletzten aus der Gruppe IV ($n = 39$).

In nur 3 Fällen entsprechend 0,8% aller Sakrumfrakturen und 6,1% der verstorbenen Patienten war die Beckenverletzung die Haupttodesursache.

Im Gegensatz zum Gesamtkollektiv der Beckenfrakturen war nach Sakrumfraktur keine Korrelation zwischen begleitendem Weichteilschaden und der Letalität festzustellen. Ebenfalls hatte der Unfallmechanismus und die Klassifikation nach Tile keinen signifikanten Einfluß auf die Letalität.

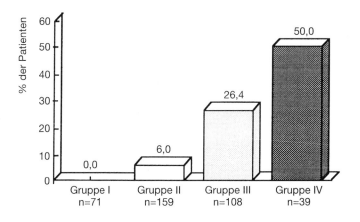

Abb. 43. Letalität nach Sakrumfraktur in den einzelnen Gruppen des PTS (PTS I = 0–11 Punkte, PTS II = 12–30 Punkte, PTS III = 31–49 Punkte, PTS III = 50 Punkte und mehr). Signifikante Korrelation zwischen Letalität und PTS-Gruppenzugehörigkeit ($p < 0,00001$, $n = 377$)

5 Biomechanische Untersuchung zur Stabilisierung der transforaminalen Sakrumfraktur

5.1 Einführung und Problemstellung

Über die interne Stabilisierung von Beckenringfrakturen gibt es nur wenige biomechanische Studien [28, 91, 117, 156, 171, 178, 179].

Eine Reihe von Untersuchungen beschäftigen sich mit Stabilisierungsvergleichen von Fixateur-externe-Montagen am Beckenring [6, 14, 27, 156, 174, 184].

Besonderes Interesse finden z.Z. die Methoden zur internen Stabilisation der sakroiliakalen Luxation, laufende Studien beschäftigen sich vorwiegend mit der Frage der Stabilität der transiliosakralen Schraubenosteosynthese (Matta, persönliche Mitteilung).

Biomechanische Untersuchungen zu spezifischen Stabilisationsmethoden des Os sacrum liegen nicht vor.

Wie die klinischen Untersuchungen zeigten, ist speziell die Sakrumfraktur als problematischer Anteil einer hinteren Beckenringinstabilität anzusehen. Instabile Sakrumfrakturen werden im wesentlichen von 2 Problemen geprägt:

1. *Die hohe Rate von begleitenden Nervenschäden läßt sich nur durch frühe operative Revision verringern. Der hohe Anteil nach transforaminalen und zentralen Frakturen läßt einen hohen Handlungsbedarf erkennen.*
2. *Als dorsaler Anteil einer instabilen Beckenfraktur muß im gleichen Eingriff eine ausreichende Stabilisierung möglich sein, um dem Patienten die Vorteile einer frühfunktionellen Therapie zu ermöglichen.*

Speziell der transforaminalen Fraktur kommt wegen ihrer relativen Häufigkeit, gepaart mit der hohen Rate an Nervenschäden, eine besondere Bedeutung zu (s. Abschn. 4.2.9.1 und Tabelle 7). Die Behandlung dieses Frakturtyps wurde deswegen als Ziel der experimentellen Untersuchungen ausgewählt.

Die Analyse bekannter Osteosynthesemethoden zeigte, daß sie zur Stabilisierung dieses Frakturtyps verschiedene Nachteile aufweisen (s. auch Kap. 3.4):

– *weite Weichteilexposition am dorsalen Beckenring,*
– *voluminöse Implantatdimensionen,*
– *Transfixation der unverletzten SIG,*
– *Schädigung der Gelenkfläche des SIG.*

Die Neuentwicklung einer spezifischen Stabilisationsmethode am Os sacrum sollte deswegen folgenden Anforderungen genügen:

– *Das Implantat sollte sich ausschließlich im Os sacrum verankern, die SIG sollten nicht tangiert werden.*

– *Die Fixation sollte möglichst über einen unilateralen, dorsalen Längszugang möglich sein (Einblick direkt in die Frakturebene).*
– *Die Fixation sollte in einem klinisch relevanten Frakturmodell des Beckenrings vergleichbare Stabilität zu klinisch bewährten Implantaten aufweisen.*

Da ein befriedigendes biomechanisches Modell zur Prüfung der Implantate am Becken fehlt, wurde zunächst ein standardisierbarer Prüfaufbau entwickelt. Auch dieser sollte speziellen Anforderungen Rechnung tragen:

– *Die Belastung sollte den kompletten knöchernen und ligamentären Beckenring erfassen (Simulation einer klinisch relevanten Beckenringinstabilität).*
– *Zur Darstellung der „schlimmsten" Belastungssituation sollte der aufrechte Einbeinstand simuliert werden.*
– *Die Meßtechnik sollte dreidimensionale Bewegungsanalysen erlauben und möglichst frakturnah messen, um auch dynamische Untersuchungen und zyklische Dauerbelastungen zu ermöglichen.*

Die biomechanischen Untersuchungen wurden in mehreren Abschnitten realisiert: Im 1. Abschnitt[1] wurden das Frakturmodell und der Testrahmen entwickelt, die Meßtechnik angepaßt sowie eine Vorauswahl von möglichen Osteosynthesetechniken und Implantaten getroffen. Geeignete Implantate wurden in einer Testserie vergleichend untersucht. Aus diesen Untersuchungen ergab sich ein optimiertes Implantatdesign.

Im 2. Abschnitt wurde das Versuchsmodell an ein verbessertes Meßsystem und an eine Universalprüfmaschine angepaßt und das modifizierte Implantat vergleichend untersucht. Im Rahmen dieser Untersuchung wurde ein zyklischer Dauerbelastungsversuch durchgeführt. Die gewonnenen Daten wurden in einer Computersimulation überprüft.

5.2 Untersuchung verschiedener Stabilisierungsprinzipien am Sakrum

5.2.1 Material und Methodik

5.2.1.1 Frakturmodell

Das gewählte Frakturmodell wird an einem kompletten knöchernen menschlichen Beckenring simuliert. Als Beckenringinstabilität wurde der Typ C1 nach Tile gewählt, also eine unilaterale, translatorische Instabilität einer Beckenhälfte.

Als dorsaler Anteil der Beckeninstabilität besteht eine transforaminale „Sakrumfraktur". Sakrumfrakturen weisen in vivo unregelmäßige Verzahnungen auf. Diese Rauhigkeiten lassen sich im Modell nicht mit der notwendigen Präzision reproduzieren. Das Sakrum wurde deswegen in der Sagitalebene durch die Foramenmitte mit einer oszillierenden Säge osteotomiert. Da aber auch hier durch die Größe der Foramen Abweichungen der Osteotomieebenen auftreten können, wurde der Sägeschnitt durch eine Schab-

---

[1] Der 1. Abschnitt der Untersuchungen wurden 1990 im Rahmen eines AO-geförderten Forschungsaufenthalts am M.-E.-Müller-Institut für Biomechanik in Bern durchgeführt. Die Realisierung der modifizierten Kleinfragmentplatte erfolgte in Zusammenarbeit mit Dipl. Ing. F. Schläpfer, Fa. Stratec Medical, Waldenburg, Schweiz. Der 2. Abschnitt der Untersuchungen wurde im biomechanischen Labor der Unfallchirurgischen Klinik der Medizinischen Hochschule Hannover durchgeführt und durch Mittel der AO-International gefördert.

lone standardisiert ausgeführt. Durch die glatten Osteotomieflächen werden die Osteosynthesen hypothetisch einer höheren Belastung ausgesetzt, als sie die In-vivo-Situation erwarten läßt; das Frakturmodell stellt somit den ungünstigsten anzunehmenden Fall dar.

Als ventraler Anteil der Beckenringinstabilität wurde die Symphysenruptur gewählt. Die Symphyse wurde in allen Präparaten mit dem Skalpell durchtrennt und nach anatomischer Reposition durch eine 4-Loch-AO-DC-Platte mit 4,5-mm-Kortikalisschrauben stabilisiert. Die Platte wird leicht vorgebogen und von kranial auf die Schambeinäste aufgebracht. Die Schrauben werden mit dem längstmöglichen Knochenkontakt parallel zur Symphyse unter DC-Wirkung der Platte eingebracht.

5.2.1.2 Meßrahmen

Die in den vorliegenden Untersuchungen angewendete Testanordnung geht von einer physiologischen Belastung des Beckenrings im aufrechten Stand aus. Da eine unkontrollierbare Lastverteilung über die „unverletzte" Beckenhälfte vermieden werden sollte, wurde die Belastung im Modell des Einbeinstands simuliert. Die Krafteinleitung erfolgte über das Hüftgelenk, die Kraftmessung am 5. Lendenwirbelkörper.

Das dabei auftretende Drehmoment um das Hüftgelenkzentrum wird in vivo im wesentlichen durch die Muskelgruppe der Hüftabduktoren kompensiert. Zusätzlich wirken M. gluteus maximus und die Muskelgruppe der kleinen Außenrotatoren des Hüftgelenks stabilisierend im Hüftgelenk (s. auch Abschn. 5.2).

Diese Muskelzüge wurden durch ein System von über Rollen verbundenen Stahlseilschlangen simuliert. Von den Muskelursprüngen der Abduktorengruppe ausgehend, laufen sie in einem Punkt zusammen, der der Position des Trochanter major entspricht.

In der beschriebenen Lastsituation kann der Beckenring durch Anspannung der „Muskelzüge" statisch stabilisiert werden. Der Beckenring wurde so ausgerichtet, daß er im

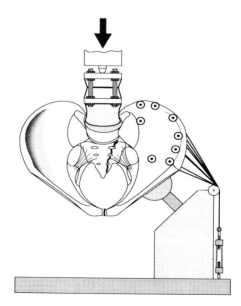

Abb. 44. Übersichtsansicht des Testrahmens mit montiertem Präparat. Das Becken ist über eine eingesetzte Totalendoprothese der linken Hüfte mit dem Kreuztisch verbunden. An einer Trochanter-major-Simulation laufen die Kabel der gegeneinander beweglichen Muskelsimulationen zusammen. Durch Anspannung der Seile wird das Becken unter leichter Vorspannung ausgerichtet. Den Gegenpol stellt eine auf dem LWK 5 waagerecht ausgerichtete Andruckplatte dar. Sie kann sich querkantfrei unter der Kugelspitze der Kraftmeßdose bewegen.

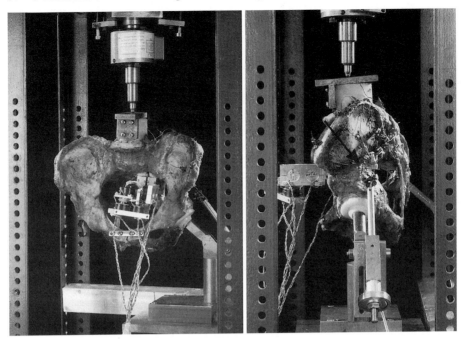

Abb. 45. Ansicht des Versuchaufbaus von vorne und von der Seite. Erkennbar die Krafteinleitung von unten über eine fest mit dem Hydrauliktisch verbundene Hüftendoprothese. Die beweglich angeordneten Stahlzüge der Muskelsimulation (*Pfeil*) setzen an einem simulierten Trochanter major an und sind so justiert, daß das Becken horizontal ausgerichtet ist. Die Kraftmessung erfolgt über eine auf dem LWK 5 befestigte und horizontal ausgerichtete Stahlplatte querkraftfrei an der Kugelspitze der Kraftmeßdose. Das Goniometermeßsystem ist im Becken montiert.

Raum eine physiologische Position mit 40° Neigung in der Frontalebene und horizontaler Ausrichtung der Beckenkämme einnahm (Abb. 44 u. 45).

Die Krafteinleitung in das Präparat erfolgte einseitig in das Hüftgelenk über eine mit Polymethylmethacrylat befestigte Standard-Polyethylen-Hüftpfanne (32 mm Innendurchmesser).

Auf einem Ausleger der Rahmentraverse wurde ein 32-mm-Hüftendoprothesenkopf befestigt, der frei mit der implantierten Pfanne artikulierte.

Die Stahlzüge der Muskelsimulation entspringen an den anatomischen Ursprungsstellen der Abduktorengruppe und des M. glutaeus maximus am Os ilium. Die Stahlseile wurden in der 1. Versuchsserie über Rollenzüge frei beweglich geführt und zu einem einzigen Ansatzpunkt vereint. Dieser simulierte die Spitze des Trochanter major und lag im Durchschnitt 6 cm lateral des Drehzentrums des Hüftgelenks und um 2 cm nach dorsal versetzt, einer Antetorsion des Schenkelhalses von 15° entsprechend.

Dieser Ansatzpunkt konnte auf die anatomischen Gegebenheiten der verschiedenen Beckenpräparate angepaßt werden; über die Gewindestange ließ sich die Vorspannung, und damit die Ausrichtung des Beckens kontrollieren.

Das Becken wurde von frontal gesehen mit den beiden Cristae iliacae waagerecht ausgerichtet. In seitlicher Ansicht wurde die Ebene, bestimmt durch die beiden Spinae iliacae anteriores superiores und der kranialen Symphysenbegrenzung senkrecht zur Unterlage eingestellt.

Zur Messung der von distal her durch die Hüftprothese eingeleiteten axialen Kraft war über dem Beckenpräparat eine Kraftmeßdose fest im Testrahmen befestigt. Die Kugelspitze der Meßdose setzte auf einer, an dem mit Acrylharz eingegossenen LWK 5 horizontal ausgerichteten und befestigten Stahlplatte auf. Zwischen Kugel und Stahlplatte besteht zur momentfreien Übertragung freies Spiel.

5.2.1.3 Koordinatensystem

Da sich das Präparat unter Belastung in sich elastisch bewegte, wurde das Koordinatensystem der Messung auf das Os sacrum bezogen. Als Nullpunkt, bzw. der durch später vorgenommene Koordinatentransformation berechnete Meßpunkt, wurde das Zentrum des Pedikels des ersten Sakralkörpers in der Frakturebene angenommen.

Wie Untersuchungen von Gunterberg zeigten, hat der erste Sakralkörper eine wesentliche lasttragende Funktion im hinteren Beckenring. Dislokationen in diesem Bereich beeinflussen die Stabilität des hinteren Beckenrings wesentlich [63].

Die X-Achse wurde parallel zur Achse des ersten Sakralforamens definiert (Abb. 46). Sie ist von distal-ventral nach kranial-dorsal gerichtet. Die Y-Achse verläuft parallel zur Frakturebene, senkrecht zur X-Achse durch den Nullpunkt. Sie ist von kranial-ventral nach distal-dorsal gerichtet. Die Z-Achse verläuft senkrecht zur Frakturebene und parallel zur ventralen Kortikalis des Sakrums. Sie ist von lateral nach medial gerichtet.

Die 3 Winkel zur Beschreibung der Rotationsbewegungen wurden wie folgt definiert: Eine Rotation in Richtung positiv α entspricht einer Bewegung von der Y-Achse (positiv) zur X-Achse (positiv). Eine Rotation in Richtung positiv β entspricht einer Bewegung von der X-Achse (positiv) zur Z-Achse (positiv). Eine Rotation in Richtung positiv γ ent-

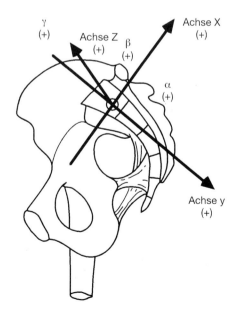

Abb. 46. Koordinatensystem am Os sacrum. Definition des Koordinatensystems für die Achsen X, Y und Z sowie die Winkel α, β und γ (schematisiertes Schnittbild mit Abtrennung des lateralen Beckenanteils). Aufsicht von lateral, leicht erhöht, auf die transforaminale Osteotomie des Sakrums. Die Winkel sind wie folgt gerichtet: α (+): von Achse + y nach + x; β (+): von Achse + x nach + z; γ (+): von Achse + z nach + y. Es wird jeweils die Translation und die Rotation des medialen Fragments relativ zum lateralen Fragment angegeben.

spricht einer Bewegung von der Z-Achse (positiv) zur Y-Achse (positiv). Für alle Auswertungen wurde die Relativbewegung des medialen Sakrumfragmentes zum lateralen Fragment angegeben.

5.2.1.4 Meßsystem und Datenaquisition

In der Literatur angegebene, biomechanische Untersuchungen beschränkten sich auf Kraft-Weg-Analysen, basierend auf der Kreuztischbewegung der Prüfmaschine oder mechanischen oder elektroinduktiven Messung von Translationen am Frakturspalt. Erst 1991 beschreiben Stocks et al. den Einsatz eines stereophotometrischen Systems zur dreidimensionalen Analyse der Symphysenbewegung [178].

Da es vergleichbare Untersuchungen am Os sacrum nicht gibt, wurde zur Messung der Frakturspaltbewegung ein elektromechanisches Goniometermeßsystem gewählt.[2] Das System mißt Bewegungen in 6 Freiheitsgraden (3 Translationen, 3 Rotationen) und erlaubt somit die direkte dreidimensionale Messung der Fragmentbewegung. Durch Koordinatentransformation läßt sich der Meßpunkt an eine relevante Stelle in der Frakturfläche bewegen. Die Meßgenauigkeit wurde über Eichmessungen mit ± 0,1 mm für Translationen bzw. ± 0,1° für Rotationen bestimmt.

Das Goniometersystem bestimmt die Dislokation von definierten Punkten dreidimensional im Raum mit einer für im „makroskopischen" Bereich von 0,1–15 mm liegenden ausreichenden Genauigkeit von 0,1 mm für die Translation [166, 176] (Abb. 47).

Forschungswerkstatt M.E. Müller, Institut für Biomechanik, Bern, Schweiz.

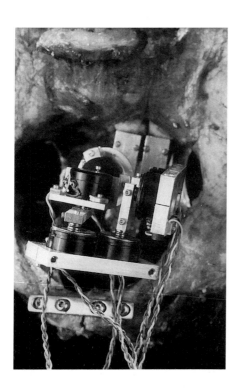

Abb. 47. Detailansicht des Goniometermeßsystems. Montierter Goniometer im Beckenring, ansicht von ventral, schräg oben. Erkennbar sind die 6 in allen Achsen frei beweglichen Potentiometer. Beidseits des Frakturspalts ist das Goniometer auf fest mit dem Sakrum verbundenen Basisplatten verschraubt.

Das Goniometer wurde nach Eichmessungen zu Beginn des Versuchs jeweils auf die fest mit dem Knochen verankerten Goniometerfüße verschraubt und zum Wechsel zwischen den verschiedenen Osteosyntheseverfahren jeweils wieder abgenommen.

Die 6 Potentiometer sind mit Konstantbrückenwiderständen zu 6 Vollbrückenschaltungen ergänzt. Die Brückenspannungen werden von einem digitalen Voltmeter abgetastet. Die im Puffer des Voltmeters gespeicherten Daten werden anschließend über ein PC-System auf Massenspeicher übernommen und weiterverarbeitet.

Zur Messung der „Axialkraft" wird eine Kraftmeßdose in DMS-(Dehnmeßstreifen-) Technik an einem analog anzeigenden Voltmeter angeschlossen. Die in bezug auf den Testrahmen axial aufgebrachte Kraft trifft auf das in etwa 40°-Ventralkippung stehende Becken. Die gemessene „Axialkraft" zerlegt sich im Beckenmodell in eine nach kranial und eine nach dorsal gerichtete Komponente. Mit der Kraftmeßdose kann nur die kraniale Komponente erfaßt werden. Die Spannungsänderungen in der Meßdose wurden über einen zusätzlichen Kanal mit dem Mehrkanalvoltmeter gemessen und über das PC-Meßsystem parallel erfaßt. Die aufgebrachte Axialkraft wurde zusätzlich über eine Analoganzeige visuell kontrolliert.

Die Muskelzugkraft wird durch eine in Zugachse angebrachte Kraftmeßdose in DMS-Technik aufgenommen und digital angezeigt. Sie wurde nicht weiter ausgewertet. Zur Steuerung der Datenerfassung, der Datenverarbeitung und Darstellung der Meßwerte wird ein HP-Vectra-PC verwendet. Die ausgewerteten Daten stehen zusätzlich in ASCII-Format für die Weiterverarbeitung in anderen Computersystemen zur Verfügung.

5.2.1.5 Präparate

Zur Untersuchung wurden 9 kältekonservierte (-22°C) menschliche Beckenpräparate verwendet. Es standen 8 männliche und 1 weibliches Becken zur Verfügung. Die 6 Beckenspender des Hauptversuchs hatten zum Todeszeitpunkt ein durchschnittliches Alter von 47 ± 10 Jahren, die durchschnittliche Größe betrug 176 ± 9 cm bei einem durchschnittlichen Gewicht von 84 ± 9 kg. Verletzungen des Beckenrings lagen nach Anamnese und Inspektion der Präparate nicht vor. Die Todesursachen betrafen keine Verletzungen oder Erkrankungen des Skelettsystems. Vor dem Todeszeitpunkt waren die Beckenspender nicht über längere Zeit immobilisiert gewesen.

Die ersten 3 Präparate wurden zu Vorversuchen verwendet, weitere 6 für den Hauptversuch vorgesehen. Nach Entnahme der Präparate wurden Muskulatur und Weichteile abpräpariert. Es wurde darauf geachtet, daß der komplette Bandapparat inklusive Lig. sacrotuberale und Lig. sacrospinale erhalten blieb. Der 5. Lendenwirbel wurde am Präparat belassen, um die spätere Krafteinleitung aufzunehmen. Nach Vorpräparation wurden die Becken bei -20°C gelagert und 6 h vor Versuchsbeginn bei Zimmertemperatur bzw. über 12 h bei +4°C aufgetaut. Während des Versuchs wurden die Becken durch Besprühen mit 0,9%igem NaCl bzw. Bedecken mit NaCl-getränkten Tüchern feuchtgehalten.

5.2.1.6 Implantatauswahl

Zunächst wurden Versuche an Kunststoffmodellen des Beckens durchgeführt, um den Versuchsaufbau und Versuchsablauf im Einbeinstand zu überprüfen. Der Aufbau erwies sich nach kleineren Änderungen als zuverlässig. Zur Auswahl der Osteosynthesen wurden Versuche an 3 Humanpräparaten durchgeführt.

5 Biomechanische Untersuchung zur Stabilisierung der transforaminalen Sakrumfraktur

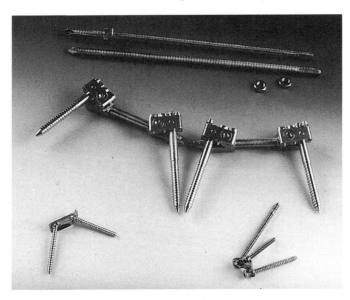

Abb. 48. Implantate zur Sakrumstabilisierung. Ansicht der 3 zur Testung ausgewählten Implantategruppen. Stabilisierung mittels 2 „Harrington sacral bars" (Fa. Zimmer, Warschau), Stabilisierung mit Wirbelsäulenfixateur nach Olerud (Fa. Hosptech, Uppsala) und verwendete AO-Kleinfragmentimplantate (verkleinerte AO-H-Platte und 2-Loch-1/3-Rohrplatte mit 3,5-mm-Schrauben)

Im einzelnen wurden getestet:

- 2 Gewindestäbe parallel,
- transiliosakrale Verschraubung,
- Doppelte 4,5-mm-DC-Plattenosteosynthese,
- Quere Seilverspannungen [38, 94],
- mehrere Fixateur-interne-Konstruktionen,
- eine modifizierte „lokale" Osteosynthese mit Kleinfragmentimplantaten (AO).

Die Vorversuche zeigten, daß die Beckenpräparate nur eine begrenzte Anzahl von Lastzyklen mit Lasten über 1000 N zulassen und danach die Steifigkeit des Beckenrings deutlich abnimmt. Als Grenzwert konnte in etwa die Anzahl von 15 Lastzyklen bis maximal 1000 N gelten, abhängig ebenfalls von der Struktur der einzelnen Beckenpräparate. Bei Überschreiten dieser Grenze war ein einem Beckenpräparat eine frische Frakturlinie in einem Scham- und Sitzbeinast zu beobachten.

Um vergleichbare Gruppen zu erhalten, wurden alle Osteosynthesen an jeweils allen Präparaten getestet. Es war deswegen notwendig, für den Hauptversuch eine Auswahl zu treffen (Abb. 48).

Parallele Seilverpannungen Quere parallele Seilverspannungen über die Mittellinie des Sakrums hinweg ergaben nur ungenügende Festigkeitswerte, auch wenn sie mit zusätzlichen schrägen Abspannungen ergänzt wurden. Da auch die Verankerung im Knochen nicht zuverlässig lösbar war, wurde in dieser Serie auf eine Testung verzichtet.

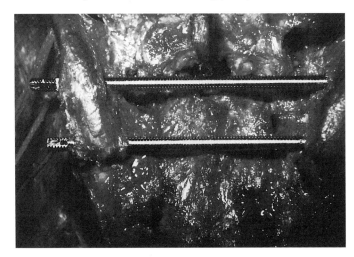

Abb. 49. Harrington-Sakralstäbe am Präparat (Gewindestäbe). Ansicht eines zur Testung vorbereiteten Beckenpräparats mit Stabilisierung durch die Gewindestabosteosynthese

Osteosynthesearten, die lediglich im Vorversuch getestet und nicht weiter ausgewertet wurden
Quere Plattenosteosynthese. Die Osteosynthese mit 2 schmalen 4,5-mm-DC-Platten entspricht zwar der auf das Sakrum begrenzten Osteosynthese, erfordert aber in vivo eine weite Freilegung der Sakrumrückfläche. Im Versuchsmodell liegt der Verankerungspunkt der Schrauben in den von anderen Osteosynthesen benötigten Regionen. Es wurde deswegen auf die Testung der Plattenosteosynthese verzichtet.

Osteosynthesen, die für den Testablauf ausgewählt wurden
Gewindestabosteosynthese. Als Referenzosteosynthese wurden die Gewindestäbe verwendet. Sie ist eine klinisch weit verbreitete, bewährte Osteosynthese; entsprechende Erfahrungen und biomechanische Testungen liegen vor [171, 179]. Es wurden 2 original 6,5-mm-Harrington-Sakralstäbe parallel in die beiden dorsalen Darmbeinschaufeln eingebracht (Abb. 49).
Ein Durchbohren des Processus spinosus des entsprechenden Sakralkörpers wurde vermieden, die Gewindestäbe lagen allerdings in allen Fällen dem Processus spinosus an. Einseitig wurde die Durchtrittsstelle des Iliums aufgebohrt, um einen Kompressionseffekt zu erreichen. Die Muttern wurden mittels Drehmomentschlüssel mit einem Moment von 20 Ncm angezogen. Gegen das Einsinken der Muttern wurden Unterlagscheiben aufgesetzt. Der Abstand der Sakralstäbe zueinander betrug, je nach anatomischer Gegebenheit, zwischen 4 und 6 cm.

Osteosynthese mit Fixateur interne. Zur Überprüfung der Frage, inwieweit sich das Prinzip eines Fixateur interne, also die Möglichkeit, Stabilität durch Verbinden von unabhängig voneinander in günstige Fixationsgebiete eingebrachten Schrauben zu erreichen, wurde als Fixationsmodell ein Wirbelsäulenfixateur nach Olerud gewählt (Abb. 50).
Obwohl er nicht für den Einsatz zur Stabilisierung von Sakrumfrakturen konzipiert ist (er wurde quer zu seiner ursprünglich an der Wirbelsäule vorgesehenen Lage implan-

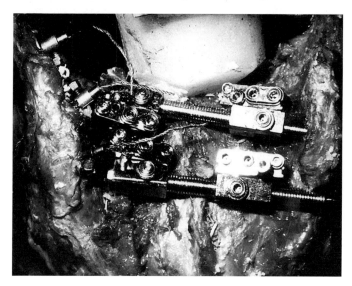

Abb. 50. Implantierte Fixateur interne am Präparat. Der Fixateur interne wurde entgegen seiner vorgesehenen Orientierung an der Wirbelsäule quer zur Fraktur eingesetzt. Rückschlüsse auf die Stabilität an der Wirbelsäule läßt diese Anordnung nicht zu.

tiert), ergab er in den Vorversuchen im Vergleich zu anderen Wirbelsäulenfixateuren die beste Stabilität. Die spezielle Form des Gewindebolzens ergab im weichen Knochen des Os sacrum einen guten Halt. Versuche mit AO-Schanz-Schrauben und 6,5-mm-AO-Spongiosaschrauben ergaben eine schlechtere Verankerung.

Lokale Osteosynthese mit Kleinfragmentimplantaten. Die Geometrie des Sakrums ermöglicht es, medial einer transforaminalen Fraktur 1 oder 2 Kleinfragmentschrauben durch den Pedikel S 1 in den Körper S 1 und die feste Kortikalis des Promontoriums einzubringen (s. Kap. 2.4). Lateral der Fraktur lassen sich kranial des 2. Foramens 2 Kleinfragmentschrauben in den sich nach ventral verbreiternden Anteil der Ala des Os sacrum einbringen. Diese finden guten Halt in der außerordentlich stabilen Kortikalis entlang der Linea terminalis. Die Schrauben wurden durch eine auf 3 Loch reduzierte 5-Loch-Kleinfragment-H-Platte (AO) verbunden. Um einer bei Belastung auftretenden distalen Aufspreizung des Sakrums entgegenzuwirken, wurde die Fraktur zusätzlich durch eine angeformte AO-3,5-mm-2-Loch-1/3-Rohrplatte in Höhe S_3 oder S_4 schräg stabilisiert. Eine feste dorsale Kortikalis am dorsalen Sakrum erlaubt auch hier die Plazierung von Kleinfragmentschrauben. Foramen und Sakralkanal sind in dieser Höhe nur noch zu einem geringen Prozentsatz von Nervenwurzeln ausgefüllt, so daß auch bei einer eventuellen Perforation eine Verletzung unwahrscheinlich erscheint [32] (Abb. 51).

5.2.1.7 Versuchsplan

Die Präparate wurden zu Beginn des Versuchs nochmals auf unentdeckte Frakturen untersucht und zur späteren Koordinatentransformation benötigte Distanzen vermessen. Der Foramenabstand, gemessen an den lateralen Knochenbegrenzungen, der kraniokaudale Abstand zwischen Foramen S_1 und S_4, sowie die Dimensionen des Pedikels S_1 wurden mit dem Tastzirkel bestimmt. Der 5. LWK Wurde in Polymethylmethacrylat eingegossen. Eine Justierung der Beckenlage erfolgte beim Eingießen über eine in der Frontal-

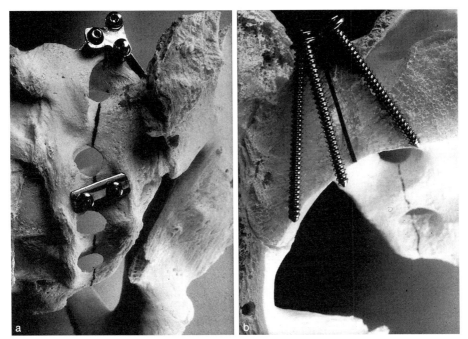

Abb. 51a, b. Zur Verdeutlichung der Schraubenlage ist die Kleinfragmentostosynthese am trockenen Präparat dargestellt. Zur besseren Einsicht wurden Ilium und Sakrum entlang der Linea terminalis eröffnet; man sieht so direkt auf die Knochenregion des Pedikels des ersten Sakralkörpers. Die mediale Schraube verankert sich durch den Pedikel in der festen Kortikalis des Promontoriums (s. Abb. 6, „sichere" Zone!).

ebene des Beckens angelegten Schablone, welche 90° zur Horizontalen gekippt stand. Im Anschluß konnte die standardisierte, linksseitige transforaminale Sakrumosteotomie durchgeführt werden. Es erfolgte eine erneute Vermessung, um die Lagebeziehung zwischen Fraktur und den Sakrumforamen zu bestimmen. Im Anschluß wurden die Befestigungssockel für das Goniometer angebracht (Abb. 52). Dazu wurde zunächst eine Bohrlehre mit Hilfe von in die Osteotomiefläche eingelegten Spickdrähten 2,0 mm senkrecht zur Fraktur und parallel zur Sakrumoberfläche ausgerichtet. Die Bohrlehre wurde nun so weit wie möglich an die ventrale Sakrumfläche angenähert und durch 4 Spickdrähte an den Ecken fixiert. Mit kleinen Mengen Polymethylmethacrylat wurde der Zwischenraum von Bohrlehre und Os sacrum aufgefüllt, es entstanden so nach dem Aushärten je ein Auflagesockel mit ebener Oberfläche. Vier Löcher mit 3,2 mm Durchmesser, durch Schablone und Zement gebohrt, dienten zur späteren Schraubenverankerung in der ventralen Sakrumkortikalis. Die Bohrlehre konnte bei liegenden Spickdrähten abgezogen werden. Die Osteotomieflächen wurden nun kontrolliert und evtl. überstehender Zement abgefräst. Es wurden bestehende Lücken in den Zementsockeln mit Knochenzement ausgefüllt. Beide Goniometersockel konnten über die liegenden Spickdrähte parallel zueinander aufgeschoben und verschraubt werden. Dadurch wurde in allen Präparaten eine definierte Beziehung des Meßsystems zur Fraktur erreicht. Die Distanzen der Auflagefläche des Goniometers zum Zentrum des Pedikels S_1 wurden gemessen und werden zur Koordinatentransformation für die spätere Analyse benutzt.

5 Biomechanische Untersuchung zur Stabilisierung der transforaminalen Sakrumfraktur

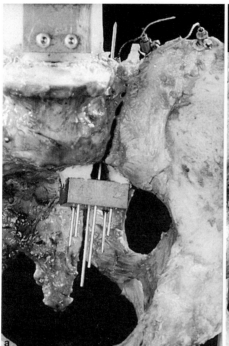
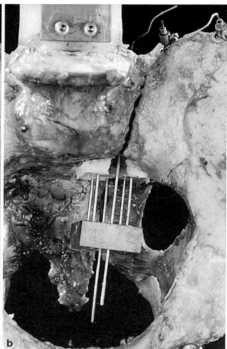
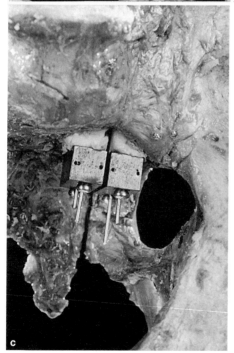

Abb. 52.a–c Montage des Goniometersockels. Ansicht auf das Beckenpräparat von ventral. Erkennbar ist die transforaminale Osteotomie. Zunächst wird eine Schablone mit langen Drahtstiften senkrecht zur Frakturebene ausgerichtet, auf die ventrale Sakrumkortikalis geführt und durch kurze Bohrdrähte im Sakrum fixiert. Zur planen Auflage wird der Zwischenraum zum Sakrum mit Polymethylmethacrylat unterfüttert. Nach Aushärtung wird die Schablone abgezogen, die Sockel entgratet und über die belassenen Fixationsstifte die Fixationssockel für das Goniometer aufgeschoben und verschraubt. Zum Implantatwechsel wird das Goniometer jeweils vom in definierter Position verbleibenden Sockel gelöst.

5.2 Untersuchung verschiedener Stabilisierungsprinzipien am Sakrum

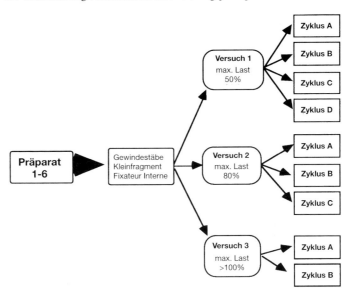

Abb. 53. Versuchsplan. In alternierender Reihenfolge wurden die 3 Implantate auf die 6 Präparate verteilt. Jedes Implantat wurde 3 Belastungsversuchen mit steigender Last unterzogen, in den Belastungsstufen wurde die Last je 2- bis 4mal aufgebracht (Lastzyklen).

Die Symphyse wurde mit dem Skalpell durchtrennt. Nach erneuter Reposition erfolgte die Verplattung mittels 4-Loch-4,5-mm-DC-Plattenosteosynthese. Das Präparat war nun für die erste Sakrumosteosynthese vorbereitet.

Die einzelnen Osteosynthesen wurden in weiterschreitender Reihenfolge am Modell eingesetzt. Somit wurden für jede Osteosynthesegruppe 2 Meßreihen durchgeführt. Dabei wurde jedes Implantat je 2mal als 1., als 2. oder als 3. Osteosynthese am Präparat getestet (Abb. 53).

Die Fixationsareale für die Fixateur interne und die Kleinfragmentosteosynthese liegen zwar teilweise in der gleichen anatomischen Region; es ließ sich aber durch Änderung der Schraubenrichtung in jedem Fall eine stabile Verankerungsposition erreichen.

Jede Osteosynthese wurde 2–4 Belastungszyklen in verschiedenen Belastungsstufen unterzogen. Die Belastungen wurden auf das Körpergewicht des Beckenspenders bezogen und betrugen im 1. Versuch maximal 50% KG und im 2. Versuch bis 80% KG. In einem 3. Versuch wurde die Belastung bis zum Versagen der Implantate über 2 Zyklen aufgebracht. Die Versuchsdauer betrug jeweils 90 s, während der mit einer Frequenz von 0,5 Hz Meßdaten aus allen Kanälen registriert wurden.

5.2.1.8 Auswertung und Statistik

Die gewonnenen Daten wurden in das Statistikpaket StatView II auf ein Apple MacIntosh Computersystem übertragen. Für die vorliegende Auswertung erfolgte die Beschränkung auf 3 Translationen. Als Meßpunkt und Nullpunkt des Koordinatensystems wurde das Zentrum des Pedikels S 1 gewählt. Er ist als wesentlicher Stabilisator des Sakrums und damit des dorsalen Beckenrings anzusehen [63].

5 Biomechanische Untersuchung zur Stabilisierung der transforaminalen Sakrumfraktur

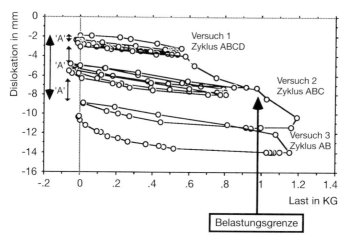

Abb. 54. Typische Last-Weg-Kurve mit Begriffsbestimmung. Typische Last-Weg-Kurve in der Translationsachse X. Die Versuche *1*, *2* und *3* entsprechen den Belastungsstufen 50%, 80% und maximal erreichbare Belastung. In jedem Versuch wurden mehrere Zyklen mit gleicher Maximalbelastung durchgeführt (Versuch 1: *ABCD*, Versuch 2: *ABC* und Versuch 3: *A* und *B*). Die Strecke '*A*' zeigt die Dislokation nach Beendigung des ersten Lastzyklus jeden Versuchs, also eines Setzungseffektes oder bleibender Dislokation. In den weiteren Zyklen des jeweiligen Versuchs verringert sich die bleibenden Dislokation. Es kommt vor Erreichen der Belastungsgrenze zu einem quasi „elastischen" Verhalten der Osteosynthese. Die Strecke d gibt die bleibende Dislokation nach Überschreiten der Belastungsgrenze an, sie wurde für alle Implantate verglichen. Die Belastungsgrenze entspricht der Belastungsstufe, ab der mit jeder weiteren Belastung eine zunehmende Dislokation erreicht wird. Zur Bestimmung der Elastizität wurden die beiden letzten Kurven vor Erreichen der Belastungsgrenze verwendet, hier also Zyklus *B* und *C* des Versuchs 2

Die für alle 3 Achsen gewonnenen Translationswerte jedes Versuchs und jedes Lastzyklusses wurden relativ zur gemessenen Axialkraft aufgetragen. Für die weiteren Berechnungen wurde die gemessene Axialkraft in Relation zum Körpergewicht gesetzt. Die Last-Weg-Kurven wurden einzeln für jeden Zyklus einer Regressionsanalyse unterzogen. Eine lineare Beziehung wurde nach visueller Überprüfung der Kurve bei einem $p<0.01$ im F-Test angenommen. Bei Bestehen dieser Voraussetzungen wurden die Elastizität der Osteosynthese im Zyklus bestimmt.

Zur Bestimmung der Gesamtelastizität der Osteosynthese wurde jeweils der letzte lineare Zyklus vor Erreichen der Belastungsgrenze der Osteosynthese herangezogen.

Alle Elastizitätswerte wurden nach Implantat, Versuch und Meßzyklus aufgetragen, auf Normalverteilung geprüft und mit gepaartem Student-t-Test auf Unterschiede geprüft.

Für jeden Versuch wurde die bleibende Deformation bestimmt, d.h. die bleibende Verschiebung in allen Achsen nach Abschluß des Versuchs. Sie gibt Auskunft über die zu erwartende dauerhafte Verschiebung der Osteosynthese. Auch diese Verschiebungen wurden auf Normalverteilung geprüft und durch t-Test auf signifikante Unterschiede untersucht.

Aus den individuellen Kraft-Weg-Diagrammen aller Versuche eines Implantats wurde die Belastungsgrenze der Osteosynthese analysiert. Sie wurde definiert als die Belastung, nach der es zu dauerhaften Verformungen kommt, ohne daß sich bei Wiederholung mit gleicher Belastung ein Gleichgewicht einstellt. Jede erneute Belastung führte ab dieser Grenze zu weiteren bleibenden Verformungen, also zu einem Versagen der Osteosynthese (Abb. 54).

Die Meßpunkte wurden weiterhin als Punktwolkendiagramme in X-, Y- und Z-Richtung aufgetragen, um einen Eindruck über die vorherrschende Dislokationsrichtung und die Dimension der Dislokation zu bekommen.

In den vergleichenden Darstellungen der Elastizität und der bleibenden Dislokation werden die Absolutwerte der Translationen dargestellt, die vorzeichengerechten Translationswerte sind nur in den Last-Weg-Kurven und der Darstellung der Bewegungsrichtung angegeben.

5.2.2 Ergebnisse

5.2.2.1 Last-Weg-Analyse

Die Gegenüberstellung der Last-Weg-Diagramme (Abb. 55) läßt einen typischen Kurvenverlauf unabhängig von der Fixationsart erkennen. Im folgenden wird ein typischer Kurvenverlauf im einzelnen besprochen, um das charakteristische Translationsverhalten sowie die benutzte Terminologie der Auswertung zu verdeutlichen. Die Abb. 55 zeigt den Kurvenverlauf einer Kleinfragmentosteosynthese getrennt nach den einzelnen Achsen. Die Meßpunkte aller Versuche dieses Implantats wurden gemeinsam aufgetragen, um den Gesamtverlauf des Versuchs bis zum Überschreiten der Belastungsgrenze zu demonstrieren. Die einzelnen Achsen sind getrennt aufgetragen, die zur besseren Verdeutlichung der Kurvenverläufe unterschiedlichen Maßstäbe in den einzelnen Kurven sind zu beachten.

Wesentliche Dislokationen sind v. a. entlang der X-Achse zu beobachten, in geringerem Ausmaß entlang der Y-Achse und nur minimal in Richtung Z. Diese steht per Definition senkrecht auf der ventralen Sakrumoberfläche und zur aufgebrachten Axialkraft in einem Winkel von 40°. Es besteht als noch eine weitere, wenn auch kleinere Kraftkomponente in Y-Richtung. Diese Kraftkomponente wurde in den Messungen nicht erfaßt.

Die Versuche 1, 2 und 3 fassen die einzelne Zyklen mit gleicher Maximallast zusammen. Im Versuch 1 bestehen also 4 Zyklen, im angegebenen Beispiel bis zum 0,45fachen des Körpergewichts, im Versuch 2 bestehen 3 Zyklen bis zum 0,8fachen des Körpergewichts und im Versuch 3 bestehen 2 Zyklen bis zur maximal möglichen Belastung, hier dem 1,2fachen des Körpergewichts.

Jeweils im 1. Zyklus (A) eines neuen Lastversuchs kommt es zu einem Setzeffekt der Osteosynthese. Nach der Entlastung wird der Ausgangspunkt nicht mehr erreicht, es entsteht eine bleibende Verschiebung. In den weiteren Zyklen (BCD) bei gleicher Maximallast verringert sich die bleibende Dislokation, die Ausgangspunkte werden weitestgehend wieder erreicht, die Messungen sind also reproduzierbar.

Wird im neuen Versuch die Maximalkraft erhöht, kommt es erneut zu einer bleibenden Dislokation, einem Setzeffekt im A-Zyklus.

Ab der Belastungsgrenze kommt es auch bei Wiederholung des Zyklus mit gleicher Maximalkraft nicht zur Einstellung eines Gleichgewichts, mit jeder neuen Belastung kommt es zu weiteren bleibenden Verschiebungen. Dieser Punkt wird aus der visuellen Analyse der Last-Weg-Diagramme bestimmt und als Belastungsgrenze der Osteosynthese bezeichnet. Die Dislokationen in der Y-Achse (Parallelverschiebung der Frakturflächen) und Z-Achse (Distraktion der Frakturflächen) sind deutlich geringer. Im vergrößerten Maßstab erkennt man hier aber auch den im wesentlichen gleichen Kurvenverlauf mit bleibenden Dislokationen nach Überschreiten einer Belastungsgrenze.

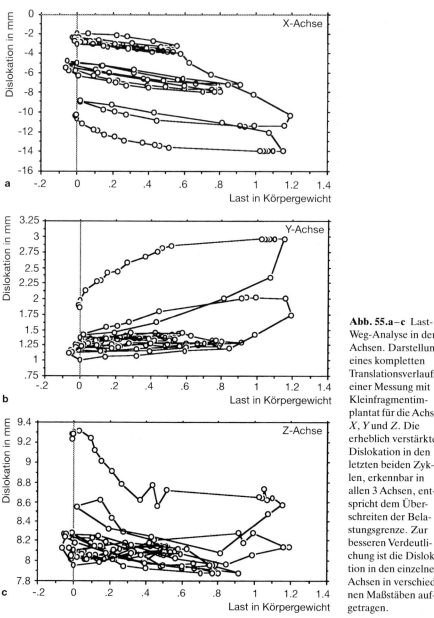

Abb. 55.a–c Last-Weg-Analyse in den 3 Achsen. Darstellung eines kompletten Translationsverlaufs einer Messung mit Kleinfragmentimplantat für die Achsen X, Y und Z. Die erheblich verstärkte Dislokation in den letzten beiden Zyklen, erkennbar in allen 3 Achsen, entspricht dem Überschreiten der Belastungsgrenze. Zur besseren Verdeutlichung ist die Dislokation in den einzelnen Achsen in verschiedenen Maßstäben aufgetragen.

5.2.2.2 Elastizität der Osteosynthesen

Nach Durchführung der Regressionsanalyse der einzelnen Zyklen wurde die Elastizität der Fixation bestimmt. Wegen der zuvor beschriebenen Setzungseffekte wurden ausschließlich die Steigerungen aus dem Zyklus C benutzt, der 3. Wiederholung der gleichen Belastung. Es wurde der letzte Belastungsversuch vor Erreichen der Belastungsgrenze

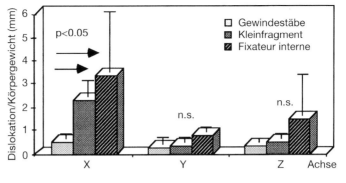

Abb. 56. Elastizität der Osteosynthesen in den 3 Translationsachsen, dargestellt in Absolutwerten. Die Steigung der letzten beiden linearen Zyklen vor Erreichen der Belastungsgrenze wurde zur Bestimmung der Elastizität verwendet. Die Gewindestabosteosynthese weist für die X-Achse eine signifikant geringere Elastizität als die beiden anderen Osteosynthesearten auf. Dieser Unterschied läßt sich in den Achsen Y und Z nicht nachweisen.

gewählt und nur Kurvenverläufe berücksichtigt, die dem oben angeführten Linearitätskriterium entsprachen. Es wurden Elastizitäten in allen 3 Achsen bestimmt.

Die Abb. 56 zeigt den Vergleich der einzelnen Fixationsarten. Aufgetragen ist die Dislokation in mm pro aufgebrachtem Körpergewicht als Ausdruck der Elastizität. In der X-Achse besteht eine signifikant geringere Verschiebung der Gewindestäbe verglichen mit Kleinfragmentosteosynthese und dem Fixateur-interne. Zwischen Kleinfragmentosteosynthese und Fixateur interne bestehen keine signifikanten Unterschiede. Auffällig ist die wesentlich größere Streubreite der Werte bei den Messungen des Fixateur interne.

In den Achsen Y und Z bestehen keine Unterschiede zwischen den einzelnen Osteosynthesen. Auch hier ist die Streuung der Fixateur-interne-Osteosynthese groß. Die Verschiebungen pro Körpergewicht in den Achsen Y und Z liegen jeweils um den Faktor 2–4 unter den Verschiebungen längs der X-Achse.

5.2.2.3 Bleibende Dislokation

Um die Verschiebung der Osteosynthesen unter Last zu untersuchen, wurden die bleibenden Dislokationen in den Achsen und Versuchsgruppen ausgewertet. Es wurde zunächst die bleibende Dislokation nach Überschreiten der Belastungsgrenze verglichen. Die Abb. 57 zeigt eine Gegenüberstellung der Dislokation in den einzelnen Achsen. Es bestehen keine Unterschiede zwischen den Osteosynthesegruppen.

Die bleibenden Dislokationen in Richtung Y und Z liegen unter den Dislokationen in der Richtung X. Für die weiteren Auswertungen der bleibenden Dislokution wurde deswegen nur die Dislokation in Richtung X bestimmt.

Wie schon aus dem individuellen Last-Weg-Diagramm zu vermuten, tritt die jeweils größte bleibende Verformung während des ersten Zyklus jeder Laststufe auf (Abb. 58). Der Zyklus A weist bei allen Implantaten eine statistisch signifikant höhere, bleibende Verformung als Ausdruck eines Setzungseffekts auf.

Analysiert man die bleibenden Dislokationen der verschiedenen Belastungsstufen, zeigt sich auch hier eine Zunahme der bleibenden Dislokation mit steigender Laststufe. Signifikante Unterschiede zwischen den Osteosynthesen bestehen nicht (Abb. 59).

5 Biomechanische Untersuchung zur Stabilisierung der transforaminalen Sakrumfraktur

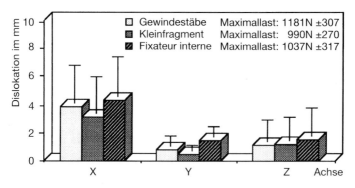

Abb. 57. Bleibende Dislokation der verschiedenen Osteosynthesen nach Überschreiten der Belastungsgrenze, dargestellt in Absolutwerten. Es bestehen keine Unterschiede zwischen den einzelnen Gruppen.

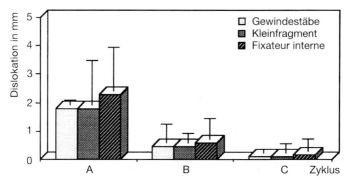

Abb. 58. Bleibende Verformung in den einzelnen Belastungszyklen, dargestellt in Absolutwerten. Als Ausdruck des Setzungseffekts nimmt die bleibende Dislokation von Zyklus *A* bis *C* ab und nähert sich Null. Dieses Verhalten ist ohne Unterschiede bei allen Osteosynthesen zu beobachten.

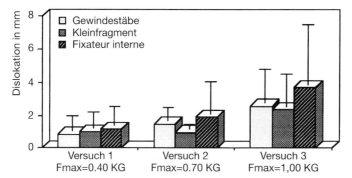

Abb. 59. Dargestellt ist die bleibende Dislokation der verschiedenen Osteosynthese in den verschiedenen Belastungsstufen in Absolutwerten. Angegeben ist die durchschnittliche Maximalkraft in den einzelnen Belastungsstufen. Ohne signifikante Unterschiede zwischen den Osteosynthesen kommt es zu einer zunehmenden bleibenden Dislokation mit höherer Belastung. Die hohen Streuungen des Versuchs 3 kennzeichnen das Versagen der Osteosynthesen (*KG* Körpergewicht).

Große Streuungen in den Gruppen der maximalen Lastapplikation lassen auf eine Desintegration der Osteosynthese bei Erreichen der Belastungsgrenze schließen.

Abb. 60. Belastungsgrenzen der Osteosynthesen. Die Belastungsgrenzen der Harrington-Gewindestäbe und der Kleinfragmentosteosynthese liegen signifikant über der Belastungsgrenze der Osteosynthese mit Fixateur interne.

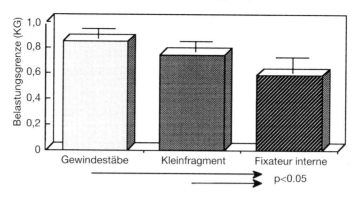

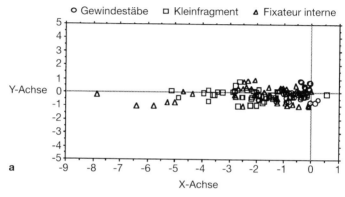

Abb. 61 a, b. Dislokationsrichtung der Fragmente. Darstellung der Bewegung des medialen Sakrumfragments gegenüber des lateralen Fragments in den Achsen *X* und *Y* sowie in den Achsen *Z* und *Y*

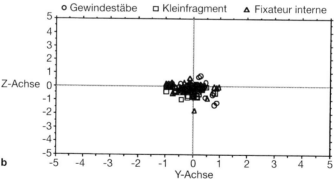

5.2.2.4 Belastungsgrenzen der Osteosynthesen

Aus dem Last-Weg-Diagrammen aller Versuche wurde für jedes Implantat die Belastungsgrenze bestimmt. Die Belastungsgrenze liegt bei der Gewindestabosteosynthese bei dem 0,85fachen, bei der Kleinfragmentosteosynthese beim 0,74fachen und bei der Fixateur-interne-Osteosynthese beim 0,58fachen des Körpergewichts. Die Gegenüberstellung der Mittelwerte (Abb. 60) verdeutlicht die absteigende Reihenfolge. Zwischen den Gewindestäben und der Kleinfragmentosteosynthese bestehen keine Unterschiede, beide weisen aber eine signifikant höhere Belastungsgrenze als die Fixateur-interne-Osteosynthese auf ($p < 0{,}05$).

5.2.2.5 Dislokationsrichtungen der Osteosynthesen

Um die Richtung der wesentlichen Dislokation festzulegen, wurden alle Elastizitätsvektoren in ein X-Y- und ein Y-Z-Koordinatensystem eingetragen (Abb. 61). Die wesentliche Dislokation findet in X-Richtung statt, also senkrecht zur ventralen Oberfläche des Os sacrum bzw. parallel zur Achse der Sakrumforamen. Weitere Dislokationen bestehen in X-Richtung, während entlang der Z-Achse nur geringfügige Bewegungen um den Nullpunkt stattfinden.

5.2.2.6 Operationstechnische Beobachtungen

Während der Versuche wurden einige typische Beobachtungen gemacht, die sich teilweise aus den Meßergebnissen nicht ableiten lassen. Sie sollen hier als Einzelbeobachtungen wiedergegeben werden.

Harrington-Gewindestäbe

Am Präparat waren die Gewindestangen einfach zu positionieren, operationstechnische Probleme traten nicht auf. Durch Anwendung von Unterlegscheiben konnte ein Einsinken der Muttern in die Crista iliaca weitgehend vermieden werden.

Nach Überschreiten der Belastungsgrenze kam es zu Rutscheffekten in der Fraktur. In diesem Zustand weiteten sich die Durchtrittsstellen im Os ilium mäßig aus.

Eine komplette Desintegration der Osteosynthese war erst bei Dislokationen über 10 mm zu beobachten.

Kleinfragmentosteosynthese

Zur Applikation der Platte wurde eine gute Exposition im Bereich zwischen Proc. articularis superior ossis sacri und der Crista iliaca benötigt. In einem kleinen Areal über der dorsalen Kortikalisansicht des ersten Sakralkörpers mußte einseitig das Lig. sacroiliacum dorsale entfernt werden. Dies war nötig, um die Platte weit genug nach lateral an die dorsale Begrenzung des SIG positionieren zu können. Zur Orientierung war es hilfreich, die Ebene des SIG durch dünne Spickdrähte zu markieren. Die beiden Schrauben werden gegeneinander verspreizt und penetrieren die außerordentlich feste ventrale Sakrumkortikalis um 2 Gewindegänge.

Der Eintrittspunkt der medialen Schraube liegt direkt kaudal des Processus articularis superior; evtl. vorhandene Osteophyten mußten entfernt werden, um nicht zu weit nach distal abgedrängt zu werden. Wird von dieser Position in Richtung auf das Promontorium gebohrt, liegt der Kanal sicher intraossär. Am Präparat ist die Orientierung einfach. Um auch ohne Sicht auf das Promontorium die Richtung sicher abschätzen zu können, ist es notwendig, mit dem Zeigefinger die kraniale Begrenzung der Pars lateralis ossis sacri zu tasten. Dadurch läßt sich die Orientierung dieser knöchernen Ebene sicher feststellen, der Bohrkanal liegt dazu parallel. Auch hier penetriert die Schraube die ventrale Kortikalis um 2 Gewindegänge.

Ein Einsinken der Implantate war nicht zu beobachten, die Platte wirkte auf die dorsale, sehr dünne Kortikalis versteifend.

Das 2. Implantat wurde in Höhe des 3. Sakralkörpers über die Fraktur gelegt. Die Positionierung der lateralen Schraube war problemlos, medial wurde die Schraube im wesentlichen in der sehr harten dorsalen Kortikalis verankert. Wie aus den eigenen Beobachtungen, aber auch aus den Untersuchungen von Denis et al. [38] hervorgeht, ist der Anteil an neurogenen Strukturen in dieser Höhe des Zentralkanals sehr spärlich. In diesem Bereich ist im wesentlichen mit Fett- und Bindegewebe zu rechnen, so daß bei Verwendung eines oszillierenden Bohrers, auch bei Penetration der ventralen Kortikalis, ein nur minimales Risiko einer Nervenschädigung zu erwarten ist.

Bei Überschreiten der Belastungsgrenze kam es zu einer Verformung im Bereich der medialen Schraube in Höhe S_1, die sich bis zum knöchernen Ausriß steigerte. An der distalen Platte waren mediale und laterale Schraubenausrisse gleichmäßig verteilt. Nach Überschreiten der Belastungsgrenze kam es zu einem „Aufspreizen" der Frakturfläche.

Fixateur interne
Die Positionierung der Schraubbolzen war parallel zum SIG auf der Höhe S_1 und S_2 problemlos. Mit einem Durchmesser von 6 mm war primär ein guter Halt zu erreichen. Die Spongiosastruktur der Pars lateralis ossis sacri ist spärlich und dorsal nur von einer dünnen Kortikalis überzogen. Die punktförmigen Belastungen auf die Knochen-Implantat-Grenze führte über den Versuchsablauf zu einer trichterförmigen Auslockerung. Über die einzelnen Belastungszyklen nahm diese Auslockerung zu, die im Vergleich zu den anderen Implantaten gemessene größte bleibende Dislokation bestätigt diese Beobachtung. An der Implantatkonstruktion selbst wurden unter Belastungen keine Verformungen festgestellt.

5.2.3 Zusammenfassung der ersten Versuchsserie

Unter der Fragestellung, inwieweit eine Osteosynthesemethode, die sich ausschießlich im Os sacrum verankert, eine vergleichbare Stabilität zu einem klinisch bewährten Implantat zeigt, wurden am Modell eines kompletten Beckenrings mit einer instabilen Beckenverletzung 3 dorsale Osteosynthesen vergleichend geprüft.

Ausgewählt wurde die Stabilisierung mit Harrington-Gewindestäben als Referenzosteosynthese, eine Stabilisierung mit adaptierten Standard-AO-Kleinfragmentimplantaten und die Fixation mit einem Standardwirbelsäulenfixateur interne. Gemessen wurden Fragmentbewegungen im Frakturspalt unter zyklischen, sich steigernden Belastungen, die auf das Körpergewicht bezogen waren.

Ausgewertet wurden für diese erste Versuchsserie ausschließlich Translationsbewegungen in verschiedene Parameter:

Last-Weg-Kurven. Alle Implantate verhielten sich im wesentlichen gleichförmig. In niedrigen Belastungsstufen war in allen Achsen ein Setzeffekt zu beobachten, der sich bei erneuter Applikation der gleichen Last verringerte und gegen Null bewegte.

Ab einer spezifischen Laststufe (Belastungsgrenze) kam es zu zunehmenden Dislokationen.

Belastungsgrenze. Die Belastungsgrenze wurde mit durchschnittlich 85% KG für die Harrington-Sakralstäbe bestimmt, Kleinfragmentosteosynthese 74%, Fixateur interne 58%. Die Belastungsgrenze des Fixateur interne lag signifikant unter der der beiden anderen Implantate.

Bleibende Dislokation. Die bleibende Dislokation zeigte keine signifikanten Unterschiede zwischen den Implantaten. Die größten Verschiebungen traten in Richtung X auf.
Alle Implantate zeigten einen Setzungseffekt im ersten Zyklus jeder Belastungsstufe. Die bleibenden Dislokationen bei Überschreiten der Belastungsgrenzen liegen für die führende Richtung X im Durchschnitt bei 4,2 mm für die Fixateur-interne-Osteosynthese, bei 3,9 mm für die Harrington-Gewindestäbe und 3,2 mm für die Kleinfragmentosteosynthese.

Elastizität. Die Bestimmung der Elastizität der Osteosynthesen war von der Schwierigkeit geprägt, geeignete lineare Zyklen für den Vergleich zu bestimmen. Bedingt durch die Setzungseffekte wurden die Linearitätskriterien nur von einzelnen Zyklen erfüllt, die Auswertung ist daher nur als Anhaltspunkt zu verstehen.
Signifikante Unterschiede bestanden in der X-Achse, die Osteosynthese mit den Harrington-Gewindestäben zeigte eine signifikant geringere Elastizität als die Stabilisierung mit der Kleinfragmentosteosynthese und dem Fixateur interne.

Operationstechnische Beobachtungen. Die Beobachtungen während der Versuche zeigten typische Veränderungen:
– Trichterförmige Auslockerung der Schrauben des Fixateur interne,
– Ausriß der medialen Schraube in Höhe S_1 der Kleinfragmentosteosynthese nach Überschreiten der Belastungsgrenze.

Aus den Ergebnissen wurden folgende Schlußfolgerungen gezogen:
– *Eine „lokale" Osteosynthese weist unter Belastung der klinisch bewährten Osteosynthese mit Harrington-Sakralstäben vergleichbare Festigkeitswerte auf.*
– *Eine bessere Verankerung der Kleinfragmentplatte im medialen Fragment könnte die Stabilität erhöhen.*
– *Soll das Prinzip der Fixateur-interne-Verankerung weiterverfolgt werden, wird aufgrund der beobachteten trichterförmigen Auslockerung ein geändertes Prinzip der Verankerung im Os sacrum benötigt.*

5.2.4 Modifiziertes Kleinfragmentimplantat

Der Vergleich der Osteosynthesen am Sakrum ließ erkennen, daß auch mit einer auf das Sakrum beschränkten Osteosynthese eine mit der klinisch bewährten Gewindestabosteosynthese vergleichbare Stabilität zu erreichen ist.
Die Beobachtungen des Implantats bei Überschreiten der Belastungsgrenze ließ jedoch erkennen, daß es beim Versagen der Osteosynthese zu einem Ausriß der medialen Schraube kommt. Eine verbesserte mediale Verankerung der Platte war damit wünschenswert. Wie in Kap. 2.4 dargelegt, hat der Pedikel S_1 eine ausreichende Dimension, um auch mehrere 3,5-mm-Kleinfragmentschrauben zu verankern, ohne daß der Sakralkanal tangiert wird.
Die vorliegenden Standard-AO-Kleinfragmentimplantate ließen allerdings keine weitere Modifikation zu. Die bisher verwendete H-Platte weist einen zu großen Lochabstand auf, um eine 2. Schraube distal des Facettgelenks S_1 durch den Pedikel in den 1. Sakralkörper zu positionieren. Da auch eine etwas steifere Ausführung der Platte an sich wün-

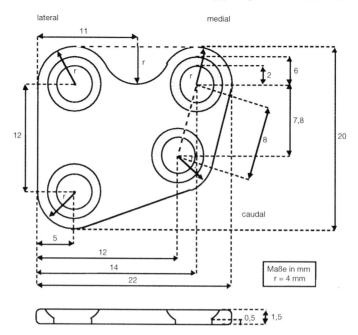

Abb. 62. Übersichtszeichnung der modifizierten Kleinfragmentplatte zur Stabilisierung von transforaminalen Sakrumfrakturen. Die Platte ist in einer Rechts- und Linksversion ausgeführt, dargestellt ist die Ausführung für die rechte Seite. Die Plattenstärke wurde auf 1,5 mm erhöht, die kraniale Einbuchtung wurde vorgesehen, um eine bessere Anformung an die Sakrumkontur zu erreichen.

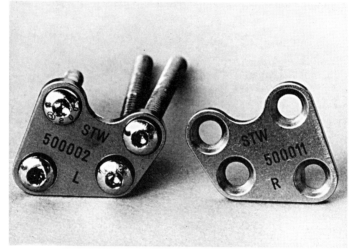

Abb. 63. Beide Ausführungen der modifizierten Kleinfragmentplatte (Ausführung *links* und *rechts*). Eine Stabilisierung mit der Platte allein ist nicht möglich, ein wesentlicher Teil der Osteosynthese ist die ergänzende Überbrückung der distalen Frakturlinie mit einem weiteren Implantat

schenswert erschien, wurde in Anlehnung an die verwendete AO-H-Platte ein neues Plattendesign entwickelt (Abb. 62 u. 63).

5.3 Vergleichende Messung lokaler Implantate am Os sacrum

5.3.1 Einführung

Die Erfahrungen der ersten Meßserie zeigten, daß im verwendeten Testrahmen eine reproduzierbare Lastapplikation verläßlich möglich war. Der handbetriebene hydraulische Zylinder war relativ ungenau zu steuern. Weiterhin war das verwendete elektromechanisch arbeitende Goniometermeßsystem, bedingt durch seine Größe und das relativ hohe Gewicht, umständlich in der Anwendung. Zur Fixation am Sakrum war ein aufwendiger Fixationssockel zu erstellen, um das Gewicht des Systems zu tragen und eine spielfreie Koppelung zum Knochen zu ermöglichen.

Zur Durchführung der vergleichenden Messung der modifizierten Implantate wurden Testrahmen und Meßsystem völlig umstrukturiert, ohne das verwendete Frakturmodell des Einbeinstands und die Messung am kompletten Beckenring verlassen zu müssen. Die Belastungsversuche wurden auf eine digital gesteuerte Universalprüfmaschine adaptiert. Zur Messung der Fragmentbewegungen wurde ein berührungsfrei arbeitendes elektroinduktives, ebenfalls in 3 Translationen und 3 Rotationen aufzeichnendes Meßsystem verwendet. Unverändert blieben der Meßpunkt und das Koordinatensystem auf das Zentrum des Pedikels S_1 bezogen.

5.3.2 Material und Methodik

5.3.2.1 Testrahmen und Prüfmaschine

Das Frakturmodell wurde ohne Änderungen übernommen. Die Krafteinleitung wurde, um Beeinflussung der Sensoren zu verhindern, ohne Metallteile ausgeführt. Grundplatte und Unterstützung bestanden aus mehrfach verleimtem, lackiertem Holz. Der 32-mm-Keramikhüftprothesenkopf war über einen Carbonfaser-verstärkten Kunststoffstab in einem simulierten Schenkelhalswinkel von 140° an die Lastaufnahme angesetzt. Bei der Simulation der Muskelzüge wurde ebenfalls auf Metall verzichtet. Hochfeste Nylonschnüre wurden an den vorbeschriebenen Muskelansatzpunkten befestigt und zu einem simulierten Ansatzpunkt (Trochanter major) der Lastaufnahme geführt. Über ein in der Grundplatte integriertes Spannschloß konnte eine Feinangleichung der Horizontallage des Beckenpräparats erfolgen. Der Umlenkungspunkt und damit der Ansatzpunkt der Muskelsimulation wurde durch einen Einschnitt geführt, um ein Verrutschen während der Belastung zu verhindern.

Eine weitere Modifikation wurde an der Druckplatte des LWK L_5 vorgenommen. Da individuelle Unterschiede in der Beckenkippung auszugleichen waren, wurde eine verstellbare Druckplatte verwendet. Sie erlaubte auch nach Einrichtung des Beckens im Versuchsaufbau eine horizontale Ausrichtung. Das Becken wurde zunächst so justiert, daß die Ebene definiert durch die beiden Spinae iliacae anteriores superiores und dem kranioventralen Anteil der Symphyse senkrecht stand. War das Becken so fixiert, wurde die Andruckplatte in die Waagerechte eingerichtet.

Die Grundplatte der Präparatunterstützung wurde fest mit dem Rahmen der Universalprüfmaschine verbunden. Die Last wurde von kranial her über eine an der Traverse befestigte Kugelspitze wiederum querkraftfrei auf die justierbare Lastaufnahme am LWK 5 aufgebracht. Die Kugelspitze der Traverse traf senkrecht auf die Andruckplatte. Ein Abrutschen der Kugelspitze konnte damit weitgehend vermieden werden. Die Lastmessung erfolgte über eine in der Universalprüfmaschine eingebaute Kraftmeßdose in DMS-Technik. Die Meßgenauigkeit beträgt ±0,1 N.

Die Universalprüfmaschine wird über ein digitales EDV-gestütztes System gesteuert. Es wurde ein Prüfprogramm mit folgenden Parametern definiert. Die Traversengeschwindigkeit der Setz- und Meßzyklen wurde auf 1,5 mm/min gesetzt, um ein quasi-statisches Belastungsmuster zu erreichen. Es wurde zunächst mit einer Vorkraft von 5 N das Beckenpräparat einjustiert und dann in jedem der 4 Belastungsversuche (50% KG, 80% KG, 100% KG, 130% KG) die Last in 4 Zyklen appliziert. Die Versuche wurden visuell überwacht und beim Ausreißen eines Implantats abgebrochen, um eine Zerstörung des Präparats zu vermeiden. Ansonsten wurde versucht, auch über die Belastungsgrenze hinaus die Belastung mit 130% des Körpergewichts zu beenden.

5.3.2.2 Berührungsfreies Meßsystem

Zur berührungsfreien Messung der Translationen und Winkel wurde ein elektromagnetische Meßsystem („motion tracker") verwendet. Dieses Gerät zeichnet sich durch einfache Handhabung und hohe Meßgenauigkeit aus [2, 80].

Wie auch das elektromechanische Goniometersystem erlaubt es, 3 Translationen und 3 Winkelbewegungen simultan aufzuzeichnen. Über Koordinatentransformation kann der Meßpunkt innerhalb des definierten Felds beliebig gewählt werden.

Zum Einsatz in Verbindung mit der Universalprüfmaschine waren verschiedene Änderungen des Versuchsaufbaus nötig:

Die Lasteinteilung über die Hüftendoprothetik wurde ohne Metallteile ausgeführt, um mögliche Induktionen des elektromagnetischen Felds zu vermeiden. Vorversuche zeigten keine Beeinflussung der Meßgenauigkeit durch die Implantate, solange kein metallischer Körper direkt zwischen Sensor und elektromagnetischer Quelle positioniert wurde. Eine Beeinflussung der Meßgenauigkeit durch Einsatz innerhalb der Testmaschine konnte in Vorversuchen ebenfalls ausgeschlossen werden (Abb. 64).

Die Muskelzüge aus Stahlseil wurden durch hochfestes Nylonseil von 3 mm Durchmesser ersetzt. Neben einer erhöhten Festigkeit aufgrund der nicht mehr benötigten Klemmverbindungen wurde auch das Verletzungsrisiko deutlich gemindert (Abb. 65).

Die elektromagnetische Quelle des Meßsystems wurde am distalen Sakrum auf der medial der Fraktur liegenden Seite mit Nylonschrauben auf einer Acrylglaskonsole verschraubt. Zur Befestigung der beiden Sensoren wurden medial und lateral des Frakturspalts, etwa in Höhe des Sakralkörpers S_1 Acrylglaskonsolen mit Nylonschrauben fest im Sakrum verschraubt. Die beiden Sensoren wurden ebenfalls mit Kunststoffschrauben auf den Konsolen verschraubt.

Da das Koordinatensystem der Sensoren frei im Raum definiert werden kann, war es nötig, zu Beginn jedes Versuchs die Sensorenposition mittels einer Eichschablone auf das definierte Koordinatensystem einzurichten. Das im vorangegangenen Versuch verwendete Koordinatensystem wurde auch im neuen Versuchsaufbau weiterverwendet. Eine Justierung der Sensoren auf den Frakturspalt, wie sie bei den im vorangegangenem Versuch bei der Verwendung des elektromechanischen Goniometermeßsystems erforderlich war, war mit dem „motion tracker" nicht nötig.

Die Meßwerte wurden von dem Gerät in einer Meßfrequenz von 5 Hz aufgenommen und über ein speziell geschriebenes Meßwerttransformationsprogramm zur graphischen Darstellung und Speicherung auf ein PC-System übernommen. Das Meßwerteprogramm

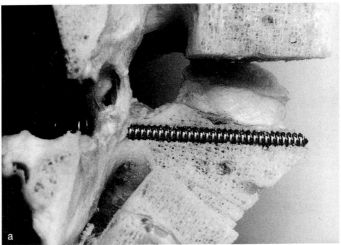

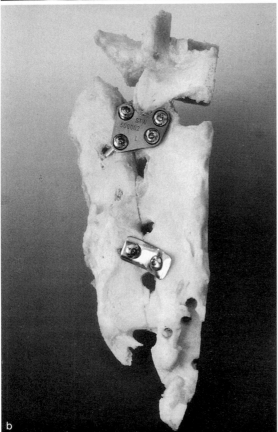

Abb. 64. a, b Lage der modifizierten Kleinfragmentplatte am Knochenpräparat. Die Plattengeometrie erlaubt die Positionierung von 2 langen 3,5-mm-Kleinfragmentschrauben medial der Fraktur durch den Pedikel des ersten Sakralwirbels in die Region des Promontoriums. Lateral werden ebenfalls 2 Schrauben eingebracht. Sie liegen parallel zum SIG in der festen Kortikalis an der Linea terminalis.

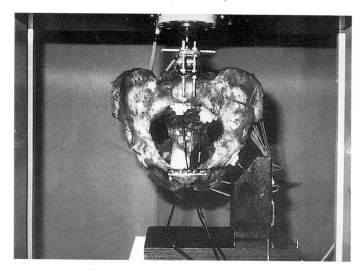

Abb. 65. Beckenpräparat, eingerichtet in der Universalprüfmaschine. Gut erkennbar ist die Simulation der Muskelgruppe der Abduktoren. Das Becken ist in horizontaler Lage stabilisiert. Die Krafteinleitung in das Hüftgelenk erfolgt über die im Basisblock integrierte Totalendoprothese.

erlaubt die kontinuierliche Speicherung von 3 Translationskanälen und 3 Rotationskanälen. Gleichzeitig wurden parallel die Analogwerte der applizierten Kraft aus dem Meßprogramm der Prüfmaschine abgenommen und über eine analog-digitale Wandlerkarte dem Meßwerterfassungsprogramm zugespielt. Die gewonnenen Werte sind in den 7 benutzten Kanälen gleichzeitig „on line" graphisch darstellbar. Es war so jederzeit eine visuelle Kontrolle des Versuchsablaufs möglich. Über eine sog. „Replay-Funktion" ließen sich die Werte zur Analyse in der graphischen Darstellung wiederholen. Die Abspeicherung der Daten erfolgte im ASCII-Format zur Weiterverarbeitung in einem Statistikpaket.

5.3.2.4 Angleichung des Koordinatensystems

Das Motion-tracker-Meßsystem erlaubt den Meßpunkt innerhalb eines von der elektromagnetischen Quelle abgedeckten halbkugelförmigen Raums frei zu definieren. Über ein Koordinatentransformationsprogramm wird automatisch die Position der Aufnehmer in bezug zum Meßpunkt gesetzt.

Das Koordinatensystem wurde mit einer Schablone so ausgerichtet, daß der Meßpunkt und damit der Nullpunkt des Koordinatensystems im Zentrum des Pedikels S_1 in der Frakturebene zu liegen kommt. Zur Einrichtung wurde eine Schablone verwendet. Diese besteht im wesentlichen aus 2 senkrecht aufeinander stehenden Plexiglasröhrchen. Mit anhängenden dünnen „Fahnen" wurde die Ausrichtung parallel zur Frakturebene erreicht. Das Röhrchen, das der X-Achse entspricht, wurde parallel zur Achse des Foramens S_1 ausgerichtet. Die Öffnung zielte auf einen Punkt in der Frakturebene, der der halben Höhe des Pedikels S_1 entsprach.

Der Justierungsvorgang sah zunächst die Definition des Nullpunktes vor (Abb. 66). Dazu wurde der freie Meßaufnehmer (vorgesehen zur Befestigung am lateralen Sakrumfragment) auf einen Acrylglasstab definierter Länge aufgeschraubt und in das Röhrchen der X-Achse gesteckt, bis die Spitze die ventrale Sakrumkortikalis berührte. Die erste Justierungsmessung wurde durchgeführt. Dieser Meßstift paßt spielfrei in die Führungsröhrchen der Schablone.

88   5 Biomechanische Untersuchung zur Stabilisierung der transforaminalen Sakrumfraktur

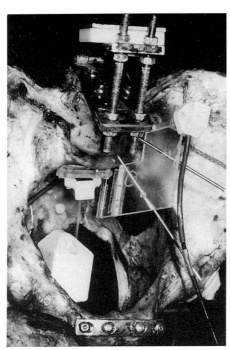

Abb. 66. Justierungsschablone zur Definition des Koordinatensystems. Montiertes Justierungssystem im Beckenpräparat, Aufsicht von ventral, kranial. Die elektromagnetische Quelle und der mediale Sensor sind montiert. Die Justierungshülse X ist parallel zur Achse des 1. Foramens ausgerichtet, die Hülse Y steht senkrecht dazu und trifft in ihrer Verlängerung im Mittelpunkt des Foramens S_1 die Kortikalis. Die Meßschablone ist mit Spickdrähten befestigt, der Sensor zur Justierung auf dem Meßstylus montiert und in seine Nullposition entlang der X-Achse eingebracht.

Aus der Vermessung der Präparate war die Ausdehnung des Pedikels S_1 in Richtung X bekannt. Die halbe Strecke dieser Ausdehnung wird zu der bekannten Meßstiftlänge addiert und in das Rechnerprogramm eingegeben. Der Nullpunkt wird so automatisch in das Zentrum des Pedikels S_1 transformiert.

Als nächstes wurde ein beliebiger Punkt auf der X-Achse in positiver Richtung definiert. Dazu wird der freie Meßaufnehmer etwa 3–4 cm aus dem Führungsröhrchen herausgezogen und eine erneute Justierungsmessung durchgeführt.

Das Koordinatensystem wurde endgültig durch einen 3. Meßpunkt definiert. Dazu wurde der freie Aufnehmer mit dem Meßstift in das senkrecht zur X-Achse stehende, die Y-Achse darstellende Röhrchen eingeführt und eine weitere Justierungsmessung durchgeführt. Die Z-Achse wurde im System automatisch festgelegt.

Der freie Aufnehmer wurde nun an seiner endgültigen Meßposition aufgeschraubt und mit einer erneuten Messung die Position des freien Sensors zum Meßpunkt festgelegt. Jede Änderung der Raumkoordinaten wurde durch das System automatisch in die Koordinaten des Meßpunktes transformiert und angezeigt.

Die Justierungsmessungen der Aufnehmer wurden bei jedem Wechsel der Aufnehmer z.B. bei Implantatenwechsel erneut durchgeführt.

Justierungsmessungen der Meßgenauigkeit sind nach Herstellerangabe nicht nötig, da das digital arbeitende Gerät vorjustiert ist. Durch Kreuztischmessungen wurden allerdings die angezeigten Werte vor und nach der Versuchsserie überprüft und keine Meßungenauigkeiten festgestellt.

5.3.2.4 Versuchsablauf

Es wurden 4 Versuchsgruppen gebildet. Die Stabilisierung mit den Gewindestäben wurde wiederum als Referenzosteosynthese getestet, um Vergleichswerte zum vorangegangenen Versuch zu erhalten.

Zur vergleichenden Messung der Kleinfragmentimplantate wurde die „lokale Osteosynthese" in der im Vorversuch angegebenen Weise mit modifizierter H-Platte und 1/3 Rohrplatte verwendet.

In einer 3. Gruppe wurde die modifizierte H-Platte durch den Prototyp der Sakrumplatte ersetzt und wiederum durch eine distale AO-3,5-mm-1/3-Rohrplatte ergänzt.

Um der klinisch zwischenzeitlich immer weiter verbreiteten transiliosakralen Verschraubung Rechnung zu tragen, wurde dieser Osteosynthesetyp mit Verschraubung auf Höhe S_1 und S_2 als 4. Implantatgruppe zusätzlich in die Serie aufgenommen.

Getestet wurden 8 Beckenpräparate mit jeweils 4 Osteosynthesen in alternierender Reihenfolge. Jede Osteosynthese wurde wiederum mehreren Belastungsstufen unterzogen. Es wurde im 1. Versuch bis 50%, im 2. Versuch bis 80%, im 3. Versuch bis 100% und im 4. Versuch bis 130% KG belastet. Bei Ausriß der Implantate wurde der Versuch abgebrochen, um eine Zerstörung des Präparats zu vermeiden. Innerhalb jeder Belastungsstufe wurden 4 Meßzyklen durchgeführt, um den beobachteten Setzungseffekten Rechnung zu tragen.

Im einzelnen wurden folgende Parameter ausgewertet:

Last-Weg-Diagramme mit Bestimmung der Belastungsgrenze (s. Abschn. 5.2.1.8). Die Definition der Belastungsgrenze wurde in der 2. Versuchsserie schärfer gefaßt, da nicht in allen Fällen der Punkt einer zunehmenden irreversiblen Dislokation sicher bestimmt werden konnte. Die Belastungsgrenze war ebenfalls erreicht, wenn die Dislokation in der X-Achse 5 mm überschritt.

Elastizität der Osteosynthesen. Die letzten beiden Versuchszyklen vor Erreichen der Belastungsgrenze wurden auf Linearität geprüft und bei linearem Verlauf die Steigung der Kurve als Elastizität angenommen.

Bleibende Dislokation. Die bleibenden Dislokation nach Abschluß des die Belastungsgrenze überschreitenden Zyklus wurde für alle Implantate und Präparate als bleibende Dislokation angegeben. Die bei Wiederholung der Maximallast durch Implantatausriß auftretende Verschiebung blieb unberücksichtigt, der Wert entspricht somit einer Situation, in der die Osteosynthese zwar „gelockert" ist, ihre Haltekraft aber noch nicht durch Ausriß völlig verloren hat.

Belastungsgrenzen. Die graphischen, anhand der Last-Weg-Kurven ermittelten Belastungsgrenzen der Osteosynthesegruppen wurden untereinander verglichen.

Dislokationsrichtung. Die Dislokationsrichtung wurde aus den zur Elastizitätsberechnung herangezogenen Kurvenverläufen vor Erreichen der Belastungsgrenze bestimmt. Der extrapolierte Wert für eine Belastung mit einfachem Körpergewicht wurde jeweils in ein X-Y- und Y-Z-Koordinatensystem eingetragen und aus den Punktwolken die vorherrschende Dislokationsrichtung bestimmt.

Zyklische Dauerbelastung. Ein zusätzliches Beckenpräparat wurde nach Stabilisierung mit der modifizierten Plattenosteosynthese einem zyklischen Dauerlastversuch unterzogen. Es wurden 10 000 Zyklen mit einer Maximallast von 60% KG appliziert. Alle Translationen und Rotationen wurden kontinuierlich gemessen und Gruppen von je 1000 Zyklen am Anfang in der Mitte und am Ende des Versuchs abgespeichert. Nachdem in der visuellen Kontrolle des Versuchs kein Implantatversagen festzustellen war, wurden lediglich die ersten und die letzten Belastungszyklen zur Auswertung dargestellt.

Dreidimensionale Bewegungssimulation. Die Rohdaten der 3 Translationen, 3 Winkel und der Last wurden über ein Konvertierungsprogramm in einen zur Animation benötigten Textfile konvertiert und damit ein in einem handelsüblichen 3D-Animationsprogramm erstelltes Sakrummodell animiert. Die einzelnen Bilder wurden in einem sog. „Film File" abgelegt und konnten als kontinuierliche Bewegungssimulation in verschiedenen Geschwindigkeiten zur Analyse betrachtet werden. Die Lastwerte wurden zur Animation einer visuellen Lastanzeige im Display herangezogen.

5.3.2.5 Osteosynthesetechnik

Die Vorbereitung und Lagerung der Präparate wurden nicht geändert.

Die Stabilisierung mit Harrington-Gewindestäben erfolgte in vorbeschriebener Weise. Die Kompression wurde über Drehmomentschlüssel auf 20 Ncm begrenzt.

Die lokale Osteosynthese mit modifiziertem Kleinfragmentimplantat wurde in vorbeschriebener Weise ausgeführt.

Die Sakrumplatte wurde dorsal an den Pedikel S_1 angeformt, gelegentlich mußte ein Knochenfortsatz im Bereich des Processus artikularis superior mit der Zange nach Luer geglättet werden, um eine ausreichende Auflage zu haben. Die Schrauben wurden so positioniert, daß sie die Gelenkkortikalis mit etwa 1 1/2 Gewindegängen perforierten, um einen optimalen Schraubenhalt zu gewährleisten.

Zur Durchführung der transiliosakralen Schraubenosteosynthese wurde die Fraktur reponiert, vorübergehend mit der Repositionszange mit Spitzen fixiert und eine Bohrung von 3,2 mm Durchmesser durch die Lateralseite des Os iliums durch den Pedikel S_1 in den Sakrumkörper vorgenommen. Es wurde eine 6,5-mm-Spongiosazugschraube so ausgewählt, daß der 32 mm lange Gewindeanteil sicher jenseits der Fraktur im Körper des Os sacrum positioniert war. In gleicher Technik wurde eine 2. Schraube in den Körper S_2 eingebracht.

5.3.3 Ergebnisse

5.3.3.1 Last-Weg-Analyse

Die Last-Weg-Analyse zeigte eine den vorangegangenen Versuchen vergleichbare Charakteristik. Der Kurvenverlauf entspricht dem der Vorversuche (s. Abb. 54 u. 55). In allen Belastungsstufen war wiederum ein Setzungseffekt abnehmend von Zyklus A–D zu erkennen. Auch hier war in der Regel im Kurvenverlauf eine typische Belastungsgrenze zu erkennen (Abb. 67). War dieser Punkt nicht sicher zu identifizieren, wurde hilfsweise eine Dislokation von 5 mm und mehr angenommen (s. Abschn. 2.1.5).

5.3 Vergleichende Messung lokaler Implantate am Os sacrum   91

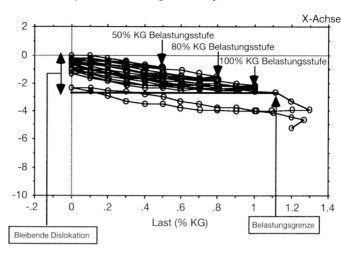

Abb. 67. Typische Last-Weg-Kurve in der X-Achse. Die Last-Weg-Kurven zeigten auch in dem neuen Versuchsaufbau einen den vorangegangenen Versuchen vergleichbaren Verlauf (s. Abb. 55). Die Belastung wurde jetzt in 4 Belastungsstufen durchgeführt.

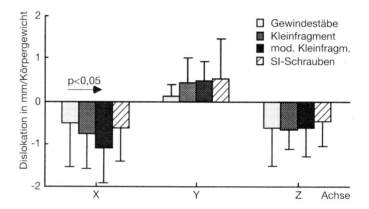

Abb. 68. Elastizität der Osteosynthesen in den Translationsachsen X, Y und Z. Zwischen den Implantaten besteht kein Unterschied in Dimension und Richtung der Translation.

5.3.3.2 Elastizität der Osteosynthese

Bei Betrachtung der linearen Elastizität zeigten alle Osteosynthesen ein gleichsinniges Bewegungsmuster (Abb. 68). Signifikante Unterschiede bestehen in der X-Achse zwischen den Harrington-Gewindestäben (-0,31 mm/100% KG) und der modifizierten Kleinfragmentplatte (-1,28 mm/100% KG). Zwischen den anderen Osteosynthesen und in den anderen Achsen bestehen keine signifikanten Unterschiede.

Die Rotationselastizität zeigte ebenfalls für alle Osteosynthesen ein gleichsinniges Verhalten (Abb. 69). Ein signifikanter Unterschied bestand zwischen der Kleinfragmentosteosynthese (−1,92°/100% KG) und der transiliosakralen Verschraubung (0,77°/100% KG) im Winkel β. Zwischen den anderen Oseosynthesen und in den anderen Winkeln bestehen keine signifikanten Unterschiede.

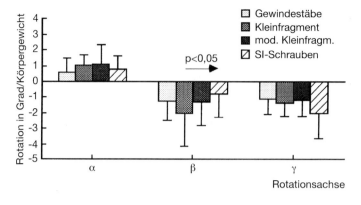

Abb. 69. Elastizität in den Rotationsachsen α, β und γ. Darstellung der durchschnittlichen Winkelbewegung der Implantatgruppen extrapoliert auf 100% aufgebrachtem Körpergewicht. Ein signifikanter Unterschied besteht zwischen der Kleinfragmentosteosynthese und der transiliosakralen Verschraubung im Winkel β.

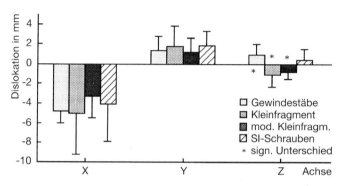

Abb. 70. Bleibende Dislokation nach Überschreiten der Belastungsgrenze, dargestellt in den Translationen entlang der Achsen X, Y und Z. Es bestehen keine Unterschiede zwischen den Implantatgruppen.

5.3.3.3 Bleibende Dislokation

Die bleibende Dislokation nach Überschreiten der Belastungsgrenze wies keine signifikanten Unterschiede in den Achsen X und Y auf. In der Z-Achse bestehen differente Orientierungen der Dislokation der Osteosynthese mit Harrington-Sakralstäben, der transiliosakralen Verschraubung und der Stabilisierung mit den Kleinfragmentplatten. In dieser Achse war der Unterschied zwischen der Stabilisierung mit Harrington-Sakralstäben (0,98 mm) gegen die Kleinfragmentosteosynthese (–0,77 mm) und der modifizierten Kleinfragmentplatte (–1,13 mm) bestimmt (Abb. 70).

Die führende Dislokationsachse ist die X-Achse, es wurden folgende durchschnittlichen bleibenden Dislokationen bestimmt: Harrington-Sakralstäbe –4,76 mm, Kleinfragmentosteosynthese –5,13 mm, modifizierte Kleinfragmentplatte –3,36 mm und transiliosakrale Verschraubung –4,06 mm.

Die Endstellungen der Rotationsbewegungen zeigten einen signifikanten Unterschied im Winkel γ zwischen der modifizierten Kleinfragmentplatte (–0,19°) und der transiliosakralen Verschraubung (–3,01°). In den anderen Winkeln bestehen keine signifikanten Unterschiede zwischen den Implantaten (Abb. 71).

Abb. 71. Bleibende Winkelverformung pro 100% KG nach Überschreiten der Belastungsgrenze der Osteosynthesen, aufgetragen in den Winkeln α, β und γ. Wesentliche Rotationsbewegungen finden in den Winkeln −α und −γ statt. In der Winkelbewegung β finden nur minimale Rotationen um den Nullpunkt statt.

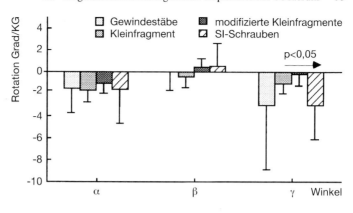

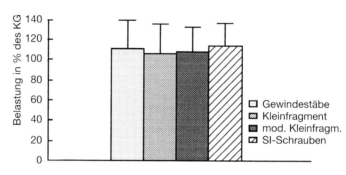

Abb. 72. Belastungsgrenzen der einzelnen Osteosynthesen. In der Gruppe der Gewindestäbe wurde in 5 Fällen die höchste Last von 130% KG erreicht, in der Gruppe der Kleinfragmentosteosynthese in 3 Fällen, bei den modifizierten Kleinfragmentimplantaten in 4 Fällen und nach transiliosakraler Verschraubung in 5 Fällen.

5.3.3.4 Belastungsgrenze der Osteosynthesen

Die Auswertung der Belastungsgrenzen zeigte keine signifikanten Unterschiede zwischen den Implantaten (Abb. 72).

Im Durchschnitt erreichten alle Osteosynthesegruppen über 100% KG. In der Gruppe der Gewindestabosteosynthesen erreichten 5 Testungen die maximale Belastung von 13% KG. An 1 Präparat kam es allerdings schon nach Belastung mit 59% KG zum Rutschen der Gewindestäbe.

Die Kleinfragmentosteosynthesen erreichten in 4 Fällen die Maximalbelastung. Bei einem Präparat kam es schon vor Erreichen der ersten Belastungsstufe von 50% Körpergewicht zum medialen Schraubenausriß, bei einem weiteren Präparat kam es nach Belastung von 59% KG zu einer Dislokation von über 5 mm.

In der Gruppe der modifizierten Kleinfragmentosteosynthese erreichten 4 Präparate die maximale Belastung von 130% KG, die niedrigste Belastungsgrenze lag bei 72% KG.

Nach transiliosakraler Verschraubung erreichten 5 Präparate die Maximalbelastung, die niedrigste Belastungsgrenze lag bei 80% KG.

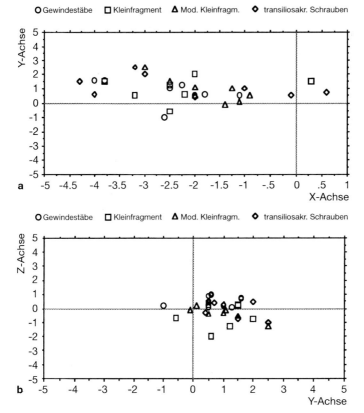

Abb. 73 a, b. Darstellung der Translationen entlang der Achsen *X* und *Y* sowie *Z* und *Y*. Verglichen mit der vorangegangenen Versuchsserie ist eine minimale Abweichung in die Richtung +Y zu bemerken, die stärkste Dislokation in Richtung −X wurde jedoch unverändert beobachtet.

5.3.3.5 Dislokationsrichtungen der Osteosynthesen

Auch im neuen Versuchsaufbau waren die Dislokationsrichtungen vergleichbar zu dem Vorversuch (s. Abb. 61). Auch mit der neuen Technik der Definition war das Koordinatensystem zu den Vorversuchen identisch. Hauptdislokationsrichtung war erneut die X-Achse, gefolgt von der Y-Achse. Geringe Translationen sind entlang der Z-Achse zu beobachten.

5.3.3.6 Beobachtungen am Präparat

Auch in der 2. Versuchsserie konnten einige typische Beobachtungen im Versuchsverlauf gemacht werden. Die Beobachtungen sind in der Tabelle 12 zusammengefaßt. Im Anschluß werden einige typischen Veränderungen in den Abb. 74–77 verdeutlicht.

5.3 Vergleichende Messung lokaler Implantate am Os sacrum

Tabelle 12. Zusammenstellung der Beobachtungen am Präparat. Aufgelistet sind besondere Beobachtungen zu den einzelnen Implantaten (*HB* Harrington-Gewindestäbe, *KF* Kleinfragmentosteosynthese, *MKP* modifizierte Kleinfragmentplatte, *TS* transiliosakrale Verschraubung). *Keine* Beobachtung bezeichnet einen unauffälligen Versuchsverlauf mit den den Ergebnissen entsprechenden Dislokationen. Unter *KF* und *MKP* bezeichnet *p* Beobachtungen am proximalen Implantat (S_1) und *d* Beobachtungen am distalen Implantat (1/3 Rohrplatte Höhe S_3)

Implantat Präparat	HB	KF	MKP	TS
1	Keine	Keine	Keine	Keine
2	Rutschen ab 100%	p: lateral gelockert d: Ausriß medial	L_5/S_1 Dissoziation bei 130%	Keine
3	Keine	p: medial gelockert d: Ausriß beidseits	p: lateral gelockert d: Ausriß beidseits	Keine
4	Keine	p: eine laterale Schraube gelockert	p: medial verbogen d: Ausriß lateral	S_1-Schraube verbogen
5	Keine	Keine	Keine	Keine
6	Keine	Keine	Keine	Keine
7	Keine	Keine	p: fest d: Ausriß lateral ab 100%	Ausriß bei 130% S 1-Schraube verbogen
8	Rutschen ab 100%	Medialer Ausriß ab 100%	Ausriß ab 100%	Ausriß an 100%

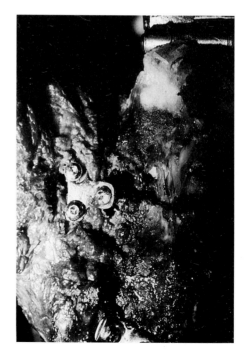

Abb. 74. Detailansicht eines extremen Schraubenausrisses einer Kleinfragmentosteosynthese nach 2maliger Maximalbelastung mit 130% KG. Aufsicht von dorsal auf die adaptierte Kleinfragment-H-Platte. Deutlich zu erkennen ist der Ausriß der medialen Schraube unter Zerstörung des Präparats.

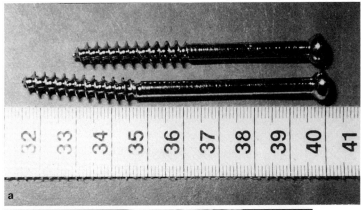

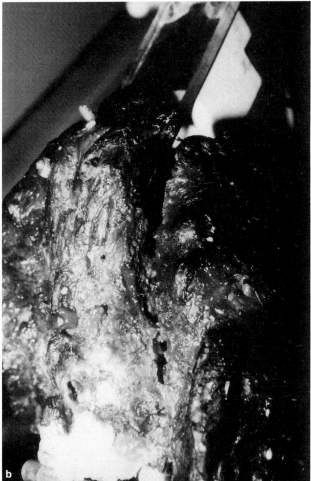

Abb. 75 a, b. Ansicht der Implantate zur transiliosakralen Verschraubung nach 4 Belastungszyklen mit 130% KG. Die längere Schraube (S 1) ist am Gewindeansatz verbogen (**a**). Aufsicht auf das Präparat von dorsal. Erkennbar ist, daß es unter Belastung zu einer Rotationsbewegung des Os sacrum um eine Achse kommt, die in etwa parallel zur Achse der eingebrachten Schrauben liegt (**b**).

5.3 Vergleichende Messung lokaler Implantate am Os sacrum 97

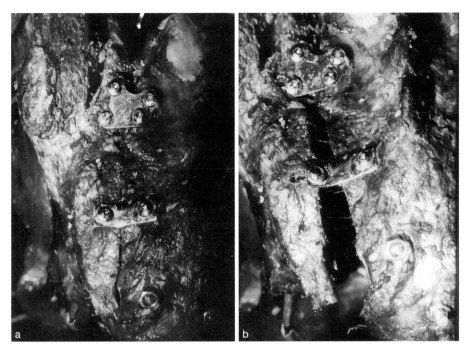

Abb. 76 a, b. Verhalten der Osteosynthese mit der modifizierten Sakrumplatte nach Überschreiten der Belastungsgrenze. Primär kommt es zum Ausriß des distalen Implantats, hier auf der lateralen Seite der Fraktur. Ein Ausriß der medialen Schrauben der proximalen Platte ist nicht zu beobachten. In diesem Fall kommt es proximal zur Auslockerung der lateralen Schrauben in der Pars lateralis des Sakrums.

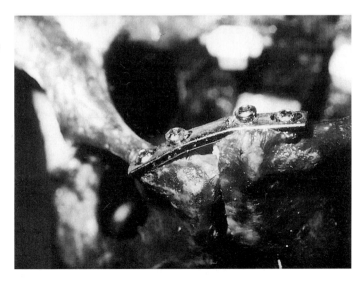

Abb. 77. Deformation der Symphyse. Auch im ventralen Beckenring kam es nach Überschreiten der Belastungsgrenze zu erheblichen Dislokationen. Die Krafteinleitung erfolgte auf der linken Seite des Präparats. Abgebildet ist der Zustand der Symphyse nach Versagen einer Gewindestabosteosynthese mit einer Kranialverschiebung der belasteten Beckenseite und gleichzeitiger Aufspreizung des distalen Symphysenabschnitts.

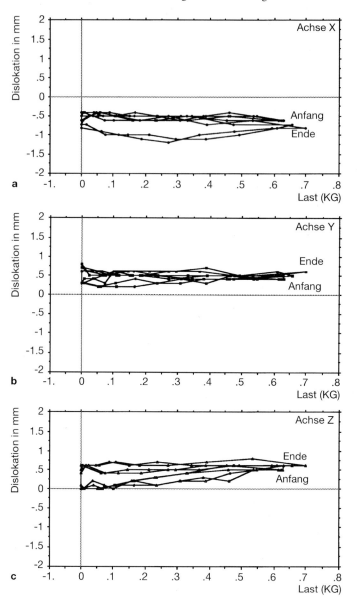

Abb. 78 a. Translationen in Richtung X im zyklischen Dauerversuch. Darstellung der Zyklen 10 und 11 sowie von 2 Zyklen aus den letzten 10 Belastungen. Die bleibende Dislokation hat sich nur minimal erhöht, lediglich die Hysteresekurven sind gegen Ende des Versuches etwas ausgeprägter. **b** Translationen in Richtung Y im zyklischen Dauerversuch. Keine Änderung der Kurven, lediglich der Nullpunkt hat sich innerhalb des Versuchs um 0,5 mm verschoben. **c** Translationen in Richtung Z im zyklischen Dauerversuch. Verschiebung des Nullpunktes um 0,4 mm in Richtung + Z, ansonsten keine Änderung des Verlaufs.

5.3.3.7 Dauerbelastungsversuch

Ein zusätzliches Beckenpräparat wurde einem Dauerbelastungsversuch unterzogen. Geprüft wurde die Osteosynthese mit der modifizierten Kleinfragmentplatte. Es wurden zyklische Belastungen in einer Frequenz von 1 Hz gewählt. Der Versuchsaufbau blieb unverändert bestehen, die maximale Last wurde auf 60% KG begrenzt. Die Last-Weg-Kurve des Dauerbelastungsversuchs zeigte während der ersten 3 Zyklen den üblichen

5.3 Vergleichende Messung lokaler Implantate am Os sacrum

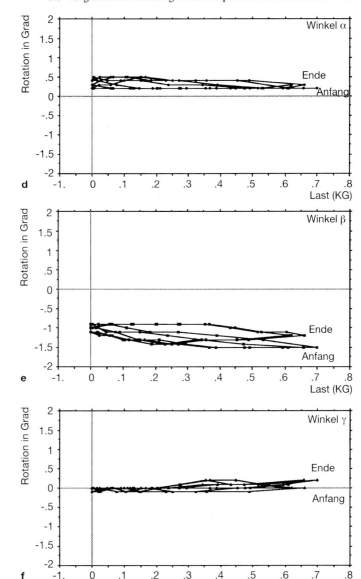

d Rotationen im Winkel α im zyklischen Dauerversuch. Darstellung der Zyklen 10 und 11 sowie von 2 Zyklen aus den letzten 10 Belastungen. Nach einem minimalen Setzungseffekt keine Änderungen der Kurve.
e Rotationsverhalten im Winkel β in der zyklischen Dauerbelastung. Es besteht früh ein Setzungseffekt um −1°, dann keine weitere Änderung. **f** Rotationsbewegungen im Winkel γ. Während der kompletten Versuchszeit waren nur minimale Änderungen um den Nullpunkt zu beobachten.

Setzungseffekt. Im Verlauf der Dauerbelastung kam es zu minimalen Änderungen der Dislokation. In Abb. 78 a–f sind jeweils die Zyklen 10 und 11 sowie 2 Zyklen aus den letzten 10 Belastungen des Versuchs in den Translationen und den Rotationen gegeneinander aufgetragen.

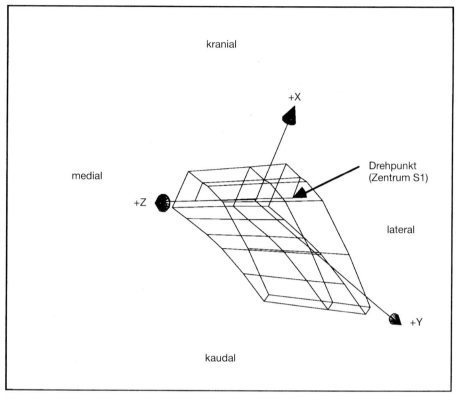

Abb. 79. Begriffsbestimmung der dreidimensionalen Darstellungen der Bewegungscharakteristik. Das stark schematisierte Os sacrum ist in seiner natürlichen Raumposition im aufrechten Stand dargestellt. Es werden jeweils die Relativbewegungen dargestellt, wobei der laterale Sakrumanteil (*schmal*) als feststehend angenommen wird. Die Achsen des Koordinatensystems sind bezeichnet, ebenso die Orientierungen im Raum bzw. „Körper". In dieser Abbildung ist die Ausgangsstellung für alle Versuche dargestellt. Sie bestand in einer anatomischen Reposition der Fragmente. Die innerhalb des Körpers angedeutete Fläche entspricht der Frakturebene. Auf ihr liegt auch der Nullpunkt des Koordinatensystems im Zentrum des Pedikels S_1.

5.3.4 Dreidimensionale Computersimulation

Die gewonnenen dreidimensionalen Bewegungswerte erlaubten eine retrospektive Analyse der Translationen und Rotationen der beiden Sakrumfragmente unter Belastung. Zur Verdeutlichung und graphischen Auswertung wurden die Koordinatenketten zur Animation eines dreidimensionalen Computermodells der Sakrumfraktur verwendet. Eine dreidimensionale Bewegungssimulation läßt eine genauere Analyse der typischen Bewegungsabläufe der einzelnen Osteosynthesen unabhängig von der Versuchssituation zu.

5.3.4.1 Methodik

In dem 3D-Animationsprogramm wurde zunächst ein schematisiertes Sakrummodell erstellt. Das Koordinatensystem wurde dem Koordinatensystem der Messungen angeglichen, d.h., die Achse der Sakrumforamen liegt parallel zur X-Achse. Die Rohdatensätze

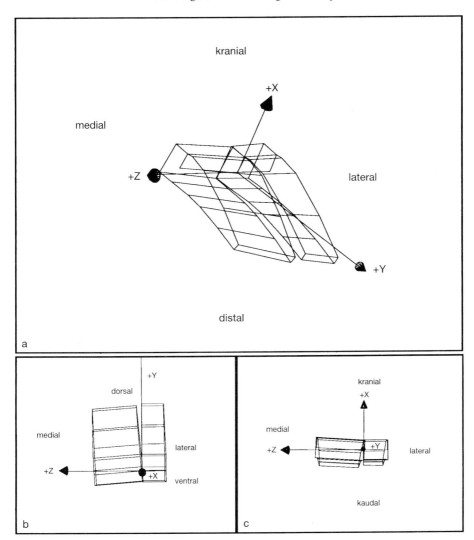

Abb. 80 a–c. Bewegungscharakteristik der Osteosynthese mit Gewindestäben. Erkennbar ist eine nur geringe Translation im Meßpunkt (**a**). In der Aufsicht ist eine leichte Aufspreizung des distalen Frakturanteils zu erkennen (**b**). In der Kranialansicht ist eine Aufspreizung der kaudalen Sakrumfläche zu erkennen (**c**). Der Fixationspunkt der Gewindestäbe (Drehpunkt?) liegt weiter dorsal (Fixation im Os ilium) als der Meßpunkt (Zentrum Pedikel S_1).

wurden über ein Konvertierungsprogramm in ein Animationsfile eingelesen (je 3 Translationen und 3 Rotationen). Als Rotationszentrum wurde der Nullpunkt des Koordinatensystems im schematisierten Zentrum des Pedikels S_1 definiert. Die einzelnen Fragmentpositionen wurden berechnet und als Abbildungsfiles abgelegt. Dieser sog. „Film" konnte dann zur Analyse in variablen Geschwindigkeiten animiert werden und erlaubte so eine genaue Beobachtung der Raumbewegung.

102 5 Biomechanische Untersuchung zur Stabilisierung der transforaminalen Sakrumfraktur

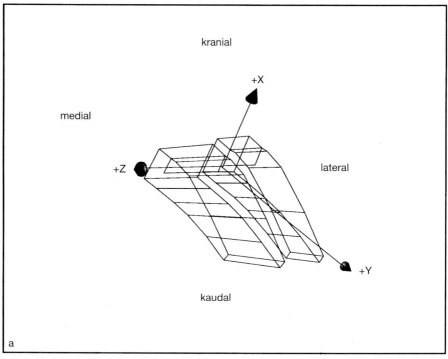

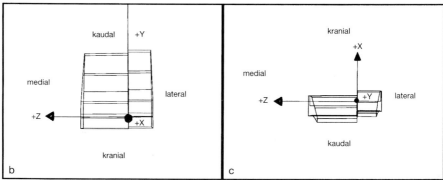

Abb. 81 a–c. Bewegungscharakteristik der Kleinfragmentosteosynthese. Im wesentlichen ist eine Translation des medialen Fragments in Richtung –X zu erkennen. Dazu bedarf es besonders einer Auslockerung des proximalen Implantats. Eine wesentliche Aufspreizung der distalen Frakturanteile ist nicht zu beobachten. Ansichten: **a** schräg, **b** Dorsalfläche, **c** Kranialfläche

Im folgenden werden jeweils in einer anschaulichen Schrägansicht die Maximalausschläge typischer Beispiele für die einzelnen Osteosynthesen in Drahtgitteransicht dargestellt. In 2 weiteren Ansichten werden die Dislokationsrichtungen unterstützend dargestellt (Abb. 79–83). In Anhang B sind die Endpositionen nochmals in einer flächenhaften Darstellung beigefügt.

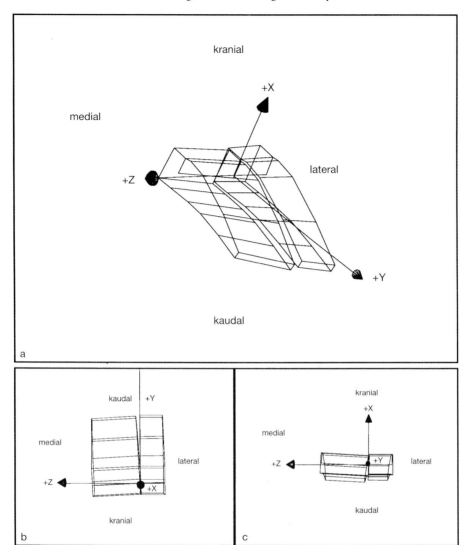

Abb. 82 a–c. Bewegungscharakteristik der modifizierten Kleinfragmentplatte (Sakrumplatte). Im Vergleich zur Kleinfragmentosteosynthese ist die Dislokation in Richtung -X deutlich verringert. Insbesondere der Bereich des ersten Sakralkörpers unterliegt nur minimalen Bewegungen, die sogar eher einer „Einstauchung" der Fraktur entsprechen. Eine beobachtete Aufspreizung war im gezeigten Präparat auf einen unter Maximalbelastung aufgetretenen Ausriß der distalen 1/3-Rohrplatte zurückzuführen. Ansichten: **a** schräg, **b** Dorsalfläche, **c** Kranialfläche

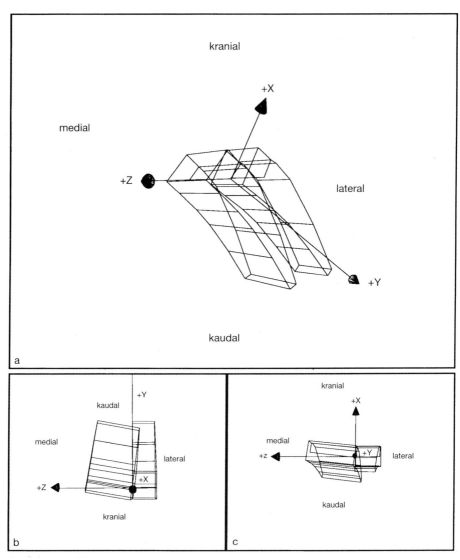

Abb. 83 a–c. Bewegungscharakteristik der transiliosakralen Verschraubung. Die Rotationsbewegungen um die Achse Z sind wesentlich größer als bei den vorausgegangenen Implantaten. Die angenommene Rotationsachse entspricht in etwa der Achse der Schrauben. Im Zentrum S_1 findet eine nur geringe Translation statt, die Winkelbewegungen führen jedoch zu einem Übereinandergleiten der distalen Sakrumanteile. Ansichten: **a** kranial, **b** Dorsalfläche, **c** Kranialfläche

5.3.5 Zusammenfassung der zweiten Versuchsserie

Die zweite Versuchsserie konnte im wesentlichen die Ergebnisse der vorangegangenen Serie bestätigen. Auch mit dem durch eine andere Methodik definierten Koordinatensystem wurden Translationen in gleicher Orientierung gefunden; für alle Implantate lag die Hauptdislokationsrichtung wieder in Richtung –X.

Zusammenfassend ließen sich in den einzelnen Parametern folgende Beobachtungen machen:

Belastungsgrenze
Keine signifikanten Unterschiede zwischen den Osteosynthesen, die Werte bewegen sich zwischen 100% KG (Kleinfragmentosteosynthese) und 114% KG (transiliosakrale Verschraubung).

Bleibende Dislokation

Translationen. Hauptdislokationsrichtung ist für alle Osteosynthesen –X, die Werte schwanken dabei zwischen –3,36 mm (modifizierte Kleinfragmentplatte) und –5,13 mm (Kleinfragmentosteosynthese) ohne signifikante Unterschiede.

Rotationen. Hauptsächliche Rotationen im Winkel γ und α. Signifikanter Unterschied zwischen der modifizierten Kleinfragmentplatte (–0,6°) und der transiliosakralen Verschraubung (–3,01°). Im Winkel α besteht ein signifikanter Unterschied zwischen der modifizierten Kleinfragmentplatte (1,05°) und der Kleinfragmentosteosynthese (1,71°).

Elastizität

Translationen. Es bestanden wieder Schwierigkeiten, geeignete lineare Zyklen zum Vergleich zu bestimmen. Signifikanter Unterschied zwischen der Stabilisierung mit Harrington-Gewindestäben (–0,31 mm/100% KG) und der modifizierten Kleinfragmentplatte (–1,28 mm/100% KG).

Rotationen. Es bestehen gleichmäßige Veränderungen in den 3 Rotationswinkeln für die Osteosynthesen. Ein signifikanter Unterschied besteht zwischen der Kleinfragmentosteosynthese (–1,92°) und der transiliosakralen Verschraubung (–0,77°) im Winkel β.

Dislokationsrichtung
Die Darstellung der Dislokationsvektoren in den einzelnen Achsen ergab ein der ersten Versuchsserie vergleichbares Bild.

Dauerbelastungsversuch
Es ist ein Setzungseffekt unter 1 mm in der Translation und unter 0,5° in der Rotation festzustellen, ansonsten keine Veränderungen über 10000 Zyklen mit 60% KG.

Computersimulation
Die dreidimensionale Bewegungsanalyse konnte die in der Analyse der einzelnen Achsen gemachten Beobachtungen bestätigen. Die einzelnen Osteosynthesen wiesen charakteristische Bewegungsabläufe auf.

Harrington-Gewindestäbe. Aufspreizung der distalen Fraktur und Öffnung des ventralen Anteils des Sakrums.

Kleinfragmentosteosynthese. Translation des medialen Fragments nahezu parallel zum lateralen Fragment in Richtung –X.

Modifizierte Kleinfragmentplatte. Geringere Dislokation im Bereich des Meßpunktes als die Kleinfragmentosteosynthese („Platte hält besser"), aber Aufspreizen der distalen Frakturanteile.

Transiliosakrale Verschraubung. Geringe Translation im Meßpunkt, aber ausgeprägte Rotation um die S_1-Schraube, mit Übereinanderschieben der distalen Frakturanteile.

6 Erste klinische Erfahrungen mit „lokalen" Osteosynthesen
(s. Abb. 84–86)

Zwischen 1972 und 1993 wurden 1899 Patienten mit Beckenverletzungen an der Unfallchirurgischen Klinik der Medizinischen Hochschule Hannover behandelt. 1409 dieser Patienten hatten Beckenringfrakturen erlitten, 421 (29,9%) gleichzeitig eine Sakrumfraktur. Es wurden insgesamt 23 Osteosynthesen durchgeführt. Bis 1989 wurden verschiedene Verfahren angewendet: 6 Sakralstäbe, 2 transiliosakrale Zugschrauben, 2 überbrückende ilioiliakale Plattenosteosynthesen. Anatomische Ausheilungen waren nach 2 Stabilisierungen mit ilioiliakalen Plattenosteosynthesen zu beobachten. Eine dorsale residuale Fehlstellung bis 1 cm lag in 4 Fällen nach Versorgung mit Sakralstäben und in einem Fall nach Bruch einer transiliosakralen Zugschraubenosteosynthese vor. Über 1 cm residuale dorsale Dislokation wurde in 2 Fällen nach Versorgung mit Sakralstäben ohne Stabilisierung des vorderen Beckenrings und in einem weiteren Fall nach Bruch einer transiliosakralen Zugschraubenosteosynthese beobachtet.

Seit 1989 wurden nach den oben dargestellten Prinzipien 13 Patienten versorgt (Tabelle 13). Das durchschnittliche Alter betrug 31,1 Jahre (22–62 Jahre). Eine Patientin verstarb an den Folgen eines ARDS (PTS: 44 Punkte, dabei Schädel-Hirn- und Thoraxtrauma, Frakturen der oberen und unteren Extremitäten, transforaminale Sakrumtrümmerfraktur, versorgt durch sakroiliakale Plattenosteosynthese). Die Unfallursache war in 6 Fällen ein PKW-Unfall (Fahrer und Beifahrer). 6 Patienten stürzten aus großen Höhen (3mal suizidal, 1 Fallschirmabsturz, 1 Arbeitsunfall, 1 Sturz aus unbekannter Ursache). Ein Patient wurde unter einer Hebebühne von einem abstürzenden PKW eingeklemmt.

Die Zahl der Begleitverletzungen war hoch, der durchschnittliche PTS betrug 29 Punkte (12–48 Punkte). Eine isolierte Beckenverletzung lag bei keinem Patienten vor.

Bei 11 Patienten konnten primäre neurologische Untersuchungen durchgeführt werden; bei 2 Patienten war dies aufgrund des erlittenen Polytraumas primär nicht möglich. Neurologische Ausfälle wurden bei 6 Patienten festgestellt:

1. *Nach transforaminaler Sakrumfraktur bestand eine Plexus-lumbosacralis-Affektion, die sich während des klinischen Aufenthaltes besserte.*
2. *Nach transforaminaler Fraktur bestand eine sensible Symptomatik S_2. Nach Entfernung eines wurzelkomprimierenden Fragmentes war die neurologische Symptomatik rückläufig und in der Nachkontrolle nach 43 Monaten nahezu verschwunden.*
3. *Nach transforaminaler Fraktur lag eine periphere Lösung des Plexus lumbosacralis vor. Nach offener Reposition und Stabilisierung mit querer Platte war das neurologische Defizit nicht mehr nachweisbar.*
4. *Nach transforaminaler Sakrumfraktur fanden wir eine sensible Läsion des Plexus lum-*

6 Erste klinische Erfahrungen mit „lokalen" Osteosynthesen

Tabelle 13. Eigenes Krankengut der in den Jahren 1989–1993 operierten Sakrumfrakturen (*SHT* Schädel-Hirn-Trauma, *Th* Thoraxtrauma, *Abd* Abdominalverletzung mit operativer Revision, *OE* Frakturen der oberen Extremitäten, *UE* Frakturen der unteren Extremitäten, *ED* erektile Dysfunktion)

Alter	Geschlecht	PTS	Zusatzverletzungen	Frakturtyp: Sakrum	Komplikationen	Neurologie	Röntgenaufnahme	Klinisch: Becken	Outcome Becken	Ergebnis: Bemerkungen
42	w	34	SHT, Th, Abd, UE	Zentral	Dislokation 5 mm	Präoperativ unbekannt / Postoperativ keine	2	4	2	gut
32	w	13	SHT, WS	Transforaminal	Keine	Präoperativ Plexusaffektion / Postoperativ unbekannt	-	-	-	NU verweigert
64	w	17	SHT, Th	Transforaminal	Keine	Präoperativ S_2 sensibel / Komplette Remission	3	4	3	Sehr gut
26	m	13	SHT	Transforaminal	Keine	Keine	3	4	3	Sehr gut
50	m	36	SHT, Th, Abd	Transforaminal	Sekundäre Dislokation 3 mm					
35	m	48	SHT, Th, OE, UE	Transforaminal	Dislokation 5 mm	Keine	2	4	1	Gut
26	w	46	SHT, Th, OE, UE, WS	Zentral	Keine	Präoperativ Plexusläsion / Postoperativ keine	3	3	3	Gut
62	w	34	SHT, Th, OE, UE	Transforaminal mit transalerer Trümmerzone	verstorben (ARDS)	Präoperativ unbekannt	-	-	-	Verstorben
22	m	42	SHT, Th, Abd, OE, UE	Transforaminal	Keine	Präoperativ Plexusläsion + ED / Nur ED verbleibt	3	2	3	Befriedigend
26	w	37	Th, OE, UE	Transforaminal	Dislokation 10 mm (Schwangerschaft)	Keine	1	4	3	Befriedigend
45	m	37	TH, OE, UE	Zentral	Keine	Keine	-	-	-	Keine NU (Schizophrenie)
22	m	20	SHT, Th	Transforaminal	Keine	L_5 motorisch und sensibel gebessert, ED bleibt	3	2	3	Befriedigend
30	m	12	WS	Zentral	Keine	Sensibel L_2 und S_3, komplette Remission	3	4	3	Sehr gut

bosacralis sowie eine erektile Dysfunktion. 11 Monate nach der Operation waren keine sensiblen oder motorische Ausfälle mehr nachweisbar, die erektile Dysfunktion besteht weiter.

5. Nach transforaminaler Sakrumfraktur stellten wir eine Großzehenhebeschwäche mit sensiblem Ausfall im Interdigitalraum I/II. sowie erektile Dysfunktion fest. Nach Reposition und Stabilisierung mit Kleinfragmentspezialplatte waren keine neurologischen Ausfälle bei persistierender erektiler Dysfunktion mehr nachweisbar.

6. Nach Absturz kam es zu einer Fraktur des 1. und 2. LWK sowie zu einer zentralen Sakrumfraktur mit Kompression des Zentralkanals in Höhe S_3. Neurologisch fiel eine sensible Symptomatik von L_2 sowie S_3 auf. Nach operativer Versorgung beider Verletzungen mit Dekompression des Zentralkanals sind keine neurologischen Ausfälle mehr nachweisbar.

Folgende Osteosynthesen wurden durchgeführt:
- Es bestanden 11 transforaminale Frakturen, in 4 Fällen mit Trümmerzonen. In 5 Fällen wurde ohne Überquerung der Mittellinie mit Kleinfragmentimplantaten stabilisiert. In 5 Fällen wurden quere DC-Platten verwendet, in 3 Fällen wurden diese mit distalen H-Platten ergänzt. In einem Fall einer transforaminalen und transalaren Trümmerzone wurden quere Rekonstruktionsplatten im Os ilium verankert.
- In 2 Fällen bestanden zentrale Frakturen, sie wurden mit queren DC-Platten stabilisiert. Die operative Versorgung fand durchschnittlich 10 Tage nach dem Unfall (5–20 Tage) statt.

In 9 Fällen konnte die Fraktur in anatomischer Position stabilisiert werden, in 2 Fällen verblieben 5 mm kraniale Dislokation. In einem Fall wurde bei bestehender Gravidität eine Dislokation von 10 mm ohne Stufenbildung akzeptiert. Eine sekundäre Dislokation wurde nur einmal beobachtet: Nach transforaminaler Trümmerfraktur war der Halt der medialen Schraube in S_1 nicht sicher. Nach der Mobilisation kam es zu einer einmaligen sekundären Dislokation von 3 mm ohne klinische Folgen.

Komplikationen

Perioperative lokale Komplikationen waren nicht zu beobachten. Alle Wunden heilten primär, weder signifikante Hämatome noch Infekte waren zu verzeichnen. Die 12 überlebenden Patienten wurden im Schnitt 4,6 Tage nach der operativen Versorgung (4–6 Tage) mobilisiert. Eine Teilbelastung an Unterarmgehstützen wurde für 6 Wochen eingehalten.

Kontrolluntersuchungen

Von 12 überlebenden Patienten wurden 10 im Minimum 12 Monate nach der Operation nachkontrolliert (12–52 Monate, durchschnittlich 28 Monate). Ein Patient befand sich in einer geschlossenen psychiatrischen Anstalt, eine Patientin verweigerte die Nachuntersuchung.

Bewertungskriterien (Anhang III)

Die Nachuntersuchung umfaßte eine klinische und radiologische Untersuchung. Da die Rate der Begleitverletzungen bei Beckenfrakturen hoch ist, läßt sich das „Ergebnis" der Behandlung nur schwer einschätzen. Es wurde deswegen zunächst eine Beurteilung fol-

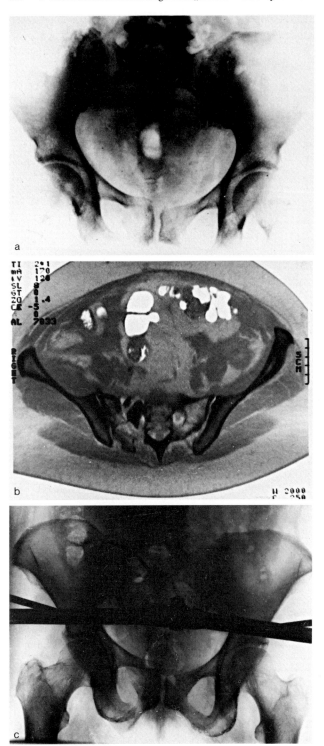

Abb. 84 a–f. Kleinfragmentosteosynthese am Os sacrum. Darstellung einer 65jährigen Patientin mit isoliertem Beckentrauma und posttraumatischer Lähmung des M. extensor pollicis rechts, sowie Sensibilitätsausfälle entsprechend ein L_5/S_1-Schädigung. **a** Transforaminale Sakrumfraktur rechts und symphysennahe transpubische Instabilität rechts. **b** CT-Darstellung mit Einengung im Bereich des Foramen S_1. **c** Postoperativer Zustand mit Kleinfragmentosteosynthese des Os sacrum und ventralem Fixateur externe. Dieser wird für 3 Wochen belassen. **d** Übersichtsaufnahme 9 Monate nach dem Unfall mit verheilter Fraktur. **e** Ansicht in der Inletaufnahme. **f** Ansicht in der Outletaufnahme

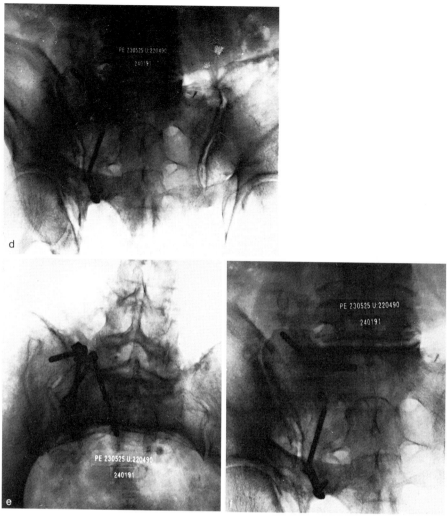

Abb. 84 d–f

gender Einzelergebnisse vorgenommen: I. radiologisches Ergebnis (maximal 3 Punkte), II. klinisches Ergebnis am Beckenring inklusive neurologischer, urologischer und sexueller Probleme (maximal 4 Punkte) sowie III. „Restitutio" nach der „Summe aller Verletzungen" (maximal 3 Punkte). Das Ergebnis aus I und II wurde zu einem „Gesamtergebnis Becken" zusammengefaßt. Dabei wurden 7 Punkte als „sehr gut", 6 Punkte als „gut", 5 und 4 Punkte als „befriedigend" und 3 und 2 Punkte als „schlecht" beurteilt.

Nachuntersuchungsergebnis

4 der 9 Patienten gaben noch Schmerzen an, die als „tiefe Rückenschmerzen" und/oder Schmerzen im hinteren Beckenring zu charakterisieren waren. 2 Patienten bemerkten diese Beschwerden erst nach längerer Belastung, einer nach leichter Belastung, ein wei-

112 6 Erste klinische Erfahrungen mit „lokalen" Osteosynthesen

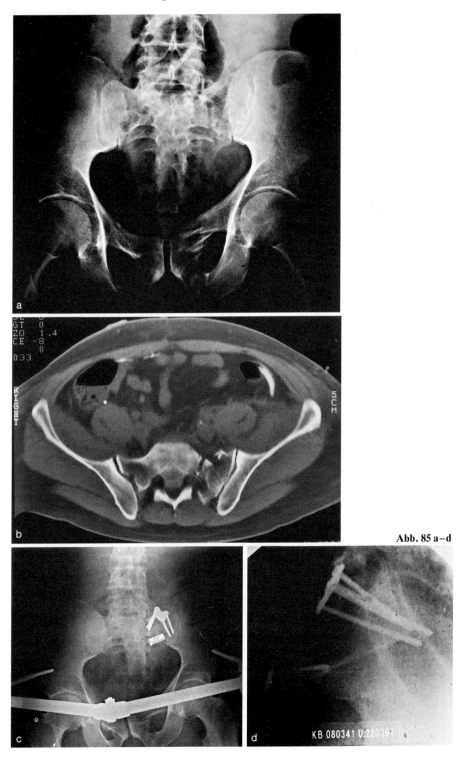

Abb. 85 a–d

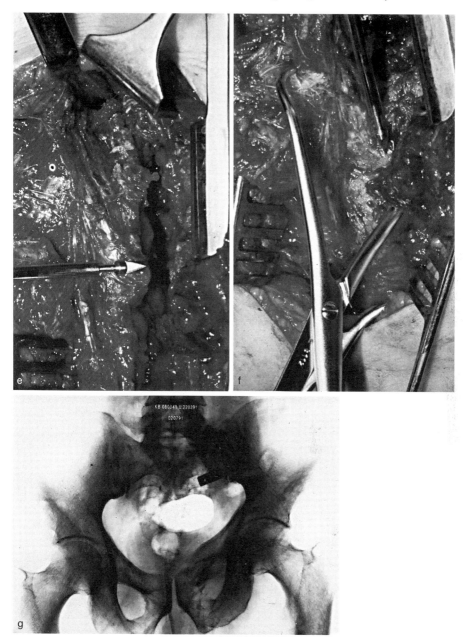

Abb. 85 a–g. Klinische Anwendung der modifizierten Kleinfragmentplatte. 50jähriger Patient. Beckentrauma im Rahmen eines Polytraumas. **a** Transforaminale Sakrumfraktur links und transpubische Instabilität beidseits. **b** CT-Darstellung mit Frakturlinie bis medial des Processus articularis superior. **c** Postoperative Beckenübersicht mit modifizierter Kleinfragmentssakrumplatte und ventralem Fixateur externe (3 Wochen belassen). **d** Darstellung der Osteosynthese in einer seitlichen Sakrumaufnahme. **e** Intraoperative Übersicht über die aufgespreizte Fraktur mit guter Übersicht zur Nervendekompression. **f** Anatomisch reponierte Frakturlinie. **g** Beckenübersicht 4 Monate nach dem Trauma, die Sakrumfraktur ist anatomisch verheilt.

114 6 Erste klinische Erfahrungen mit „lokalen" Osteosynthesen

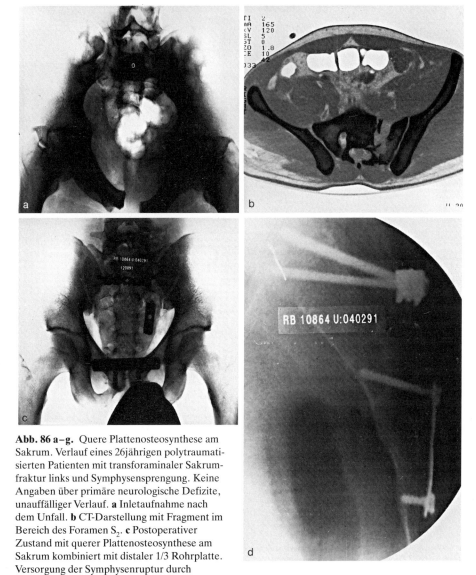

Abb. 86 a–g. Quere Plattenosteosynthese am Sakrum. Verlauf eines 26jährigen polytraumatisierten Patienten mit transforaminaler Sakrumfraktur links und Symphysensprengung. Keine Angaben über primäre neurologische Defizite, unauffälliger Verlauf. **a** Inletaufnahme nach dem Unfall. **b** CT-Darstellung mit Fragment im Bereich des Foramen S_2. **c** Postoperativer Zustand mit querer Plattenosteosynthese am Sakrum kombiniert mit distaler 1/3 Rohrplatte. Versorgung der Symphysenruptur durch Loch-DCP. **d** Ansicht der Osteosynthese nach Ausheilung in der seitlichen Sakrumaufnahme. **e** Beckenübersichtsaufnahme nach Implantatentfernung 6 Monate nach dem Unfall. **f** CT Ansicht nach Frakturheilung in Höhe $S_{1/2}$ unauffälliges SIG. **g** Weitere CT-Schicht in Höhe S_3, auch hier stellt sich das SIG ohne Beeinträchtigung dar.

terer auch in Ruhe beim Sitzen. Bei keinem dieser Patienten war die Gehdauer unter 1 h eingeschränkt.

Radiologisch waren die Frakturen in allen Fällen knöchern verheilt. Ein Implantateversagen war nicht zu beobachten. In 3 Fällen kam es zu Schraubenlockerungen, in 2 Fällen verblieb die Reposition unverändert, in einem Fall kam es zu einer sekundären Dis-

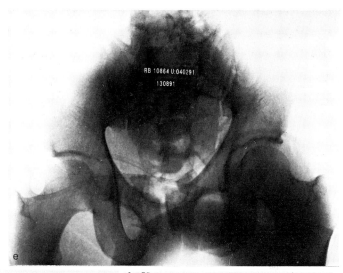

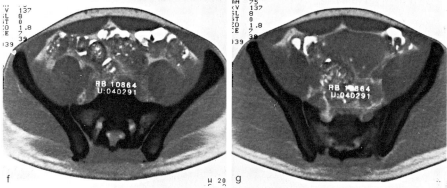

Abb. 86 e–g

lokation von 3 mm. Diese verblieb ohne klinisch faßbare Folgen. Implantatbrüche oder Ausrisse kamen nicht vor. Eine Implantatentfernung wurde zwischenzeitlich bei 7 Patienten durchgeführt.

Die Gesamtbeurteilung „Ergebnis Becken" war somit in 3 Fällen „sehr gut", in 3 Fällen „gut" und in 4 Fällen „befriedigend", in keinem Fall „schlecht".

7 Diskussion

7.1 Klinische Untersuchungen

7.1.1 Diagnostik der Sakrumfraktur

Über die Häufigkeit und das klinische Erscheinungsbild der Sakrumfraktur herrschte bis in neueste Zeit Unklarheit. In den historischen Darstellungen von Malgaigne wird die Sakrumfraktur noch als „Rarität" angesehen [106].

Aber auch nach Einführung radiologischer Untersuchungstechniken wurden stark variierende Häufigkeiten gefunden, die von 2,4% [137] bis 74% reichten [55] (s. Tabelle 1).

In den frühen Untersuchungen wird v. a. auf die nur unvollkommene Darstellbarkeit des Frakturverlaufs auf den Standardröntgenbildern hingewiesen [9, 116]. Es wird speziell die mangelhafte Röntgentechnik, aber v. a. auch eine mangelnde Sorgfalt bei der Interpretation der Röntgenbilder für das Übersehen der Verletzung verantwortlich gemacht.

Aber neueste Untersuchungen konnten zeigen, daß auch mit modernen Untersuchungstechniken Sakrumfrakturen in hohem Maße übersehen werden. Denis et al. [32] geben 1988 eine Rate von 49% übersehenen Frakturen bei Patienten ohne neurologischen Ausfälle und 24% übersehene Frakturen bei Vorliegen eines Nervenschadens an. Sie führen diese Tatsache auf eine nur unzureichende Ausschöpfung der diagnostischen Möglichkeiten zurück, in nur 30% der Fälle seien zu der Verletzung adäquate Untersuchungen durchgeführt worden.

Erst der routinemäßige Einsatz von Schrägaufnahmen, Schichtaufnahmen, aber v. a. der Computertomographie läßt die Erkennbarkeit der Sakrumfraktur verbessern.

Mehrere Autoren analysierten die Rate der primär übersehenen Sakrumfrakturen im Rahmen von Untersuchungen zur diagnostischen Wertigkeit der computertomographischen Untersuchung.

Northrop et al. [138] geben die Rate der primär übersehenen Sakrumfrakturen mit 30% an, Montana et al. [126] berichten über 35% unentdeckte Verletzungen.

Rommens et al. geben eine Rate von 50% an, in der Untersuchung von Jackson et al. wurden sogar 61% der Sakrumfrakturen primär übersehen [86, 151].

Erst durch die computertomographische Untersuchung lassen sich auch wenig verschobene und unverschobene Frakturlinien darstellen. Ihr Stellenwert bei Verletzungen des Sakrums und des hinteren Beckenrings ist zwischenzeitlich unbestritten [39, 60, 77, 126, 138, 183, 204]. Sie wird bei allen Sakrumfrakturen als Standarddiagnostik gefordert.

Die eigenen Untersuchungen können diese Beobachtungen indirekt bestätigen. Im Zuge der Zunahme der Schrägaufnahmen des Beckens und der Rate der angefertigten computertomographischen Untersuchungen war auch ein kontinuierlicher Anstieg der Rate der diagnostizierten Sakrumfrakturen zu beobachten.

Einschränkend ist jedoch zu sagen, daß die Untersuchung der Rate der primär übersehenen Frakturen nicht Gegenstand der Untersuchung war.

7.1.2 Häufigkeit der Sakrumfraktur

Aussagen über die Häufigkeit der Sakrumfrakturen hängen im wesentlichen von der Qualität der Diagnostik ab. Wie in Tabelle 1 dargestellt, schwanken die Aussagen stark. Während Autoren, die sich speziell mit der Untersuchung der Sakrumfraktur beschäftigten, Häufigkeiten zwischen 17,4 und 74,0% angeben [9, 32, 55, 58, 84, 86, 93, 116], liegen die im Rahmen von Untersuchungen der Beckenverletzungen gefundenen Raten zwischen 2,4 und 33,0% [118, 137, 141, 188].

Eine weitere Einflußgröße für die Häufigkeit der Sakrumfraktur ist im Wandel des Verletzungsspektrums zu sehen. Die Zunahme der Hochrasanztraumen führte zu einer kontinuierlichen Zunahme nicht nur der Beckenfrakturen [164, 172], sondern auch der schweren und schwersten Verletzungen als Begleitverletzungen bei Beckenfrakturen [147].

Bei der Analyse ist natürlich auch die Zusammensetzung des Krankenguts zu beachten, ein sehr hoher Anteil von Sakrumfrakturen kann auch auf ein selektioniertes Krankengut zurückzuführen sein [84].

Die eigenen Untersuchungen lassen im Beobachtungszeitraum von 20 Jahren nahezu eine Verdoppelung der Inzidenz von Sakrumfrakturen von 18,4 auf 35,8% erkennen. Neben den aufgeführten nicht sicher erfaßbaren Variablen der Verschiebung des Verletzungsspektrums und der Indikationsstellung zu Spezialaufnahmen des Beckens ist jedoch sicherlich ein Einfluß der verbesserten Diagnostik auf die Inzidenz zu beobachten.

Eine Inzidenz der Sakrumfraktur von 30% in einem weitgehend unselektionierten Krankengut von Beckenfrakturen ist nach Einschätzung des Autors als realistisch anzusehen, zumal in den letzten beiden Jahren des Beobachtungszeitraumes der Anteil der durchgeführten computertomographischen Aufnahmen auf über 60% gesteigert wurde und der Anteil der Sakrumfrakturen unverändert blieb.

7.1.3 Unfallursachen und Unfallmechanismus

Die erhobenen Daten zur Unfallursache und Unfallmechanismus bestätigen im wesentlichen andere Untersuchungen. Der Verkehrsunfall sowohl des Fahrzeuginsassen als auch des ungeschützten Verkehrsteilnehmers steht, gefolgt von Stürzen, bei weitem im Vordergrund [9, 58, 118, 188].

Während bei den Beckenfrakturen ein signifikanter Zusammenhang zwischen Unfallmechanismus und der Schwere der Beckenverletzung festzustellen ist [147], läßt sich bei der Sakrumfraktur keine Abhängigkeit des Frakturtyps vom Mechanismus nachweisen.

Lediglich die seltene Querfraktur wird in Übereinstimmung mit anderen Beobachtern in überwiegendem Maß als Folge von Stürzen beobachtet; Roy-Camille spricht deswegen sogar vom Typ der „suicidal jumper's fracture" [17, 19, 20, 36, 46, 48, 51, 140, 155, 192, 200].

Die Analyse der Rettungsmittel und der Rate der Sekundärverlegungen spiegelt die Rahmenbedingungen des in Deutschland flächendeckend vorhandenen, qualitativ hochstehenden Rettungssystems wider. In 77,1% wurde die Primärversorgung durch ein arztbesetztes Rettungsmittel durchgeführt. Die Rate der sekundär zuverlegten Patienten ist steigend und macht inzwischen über 50% der Patienten mit Sakrumfrakturen aus.

7.1.4 Altersverteilung und Begleitverletzungen

Die Geschlechts- und Altersverteilung der Sakrumfrakturen zeigt den auch bei Beckenfrakturen beobachteten Verlauf mit Maximum in den aktivsten Lebensabschnitten vom 10. bis 40. Lebensjahr mit Überwiegen des männlichen Geschlechts [164].
Der bei den Beckenfrakturen beobachtete 2. Anstieg der Häufigkeit im Senium, besonders ausgeprägt beim weiblichen Geschlecht, ist im wesentlichen auf unverschobene Scham- und Sitzbeinbrüche zurückzuführen. Er findet sich bei den Sakrumfrakturen nicht.

Die Begleitverletzungen der Sakrumfrakturen sind von der Schwere der Allgemeinverletzung geprägt.

Während es sich bei der im Rahmen von kleineren Serien und Einzelfallbeschreibungen angegebenen isolierten Sakrumfrakturen im wesentlichen um Querfrakturen handelt [17, 19, 20, 36, 46, 48, 51, 140, 155, 192, 200], wird ein vertikaler Frakturverlauf nahezu immer in Begleitung von Becken- und Mehrfachverletzungen beobachtet [9, 118, 131, 163, 188].

Eine detaillierte Aufschlüsselung der Verletzungsschwere findet sich allerdings nicht in der Literatur. Auffallend im eigenen Krankengut war der hohe Anteil begleitender Abdominalverletzungen; bei 18,3% der Patienten wurde eine primäre Notfallaparatomie nötig.

Über 42% der Verletzten lassen sich der Gruppe III und IV, entsprechend der Gruppe der Schwer- und Schwerstverletzten, des PTS zuordnen. Die isolierte Sakrumfraktur ist mit unter 11% selten.

Unter diesem Aspekt ist auch die hohe Letalität der Sakrumverletzung von 15,1% in unserem Krankengut zu sehen. Entsprechend des prognostischen Aussagewertes des PTS korrelierte sie signifikant mit der Verletzungsschwere [139]. Die Sakrumfraktur – oder detaillierter bezeichnet die schwere Beckenverletzung, war nur in 0,8% aller Patienten und 6,1% der verstorbenen Patienten die hauptsächliche Todesursache.

7.1.5 Klassifikation

Angaben über den Instabilitätsgrad einer Sakrumfraktur machen Gunterberg et al., Wörsdörfer und Sabiston [63a, 159, 200]. Den vertikalen Frakturverläufen im Sakrum wird ein höherer Instabilitätsgrad im Beckenring beigemessen als den Schrägfrakturen.

Quere Frakturverläufe werden in Beziehung auf den Beckenring als stabil bezeichnet.

Spezielle Untersuchungen über die Instabilität der begleitenden Beckenverletzung im Rahmen von Sakrumfrakturen liegen nicht vor. Die durchgeführte Analyse konnte zeigen, daß in der überwiegenden Mehrheit der Sakrumfrakturen von einer begleitenden Beckenringinstabilität ausgegangen werden muß, in 46,3% unserer Fälle lag eine translatorische Instabilität des Beckens vom Typ Tile C vor, in 50% der Fälle eine Instabilität vom Typ B [181].

Zur Analyse der begleitend auftretenden knöchernen Verletzungen am Beckenring gibt es ebenfalls keine Untersuchungen. Wie Abb. 26 darstellt, muß mit einer hohen Rate von begleitenden Frakturen in allen anatomischen Regionen des Beckenrings gerechnet werden.

Bemerkenswert ist auch die mit nahezu 28% hohe Rate an begleitenden Acetabulumfrakturen.

7.1.6 Nervenschäden nach Sakrumfrakturen

Das Problem der unvollständigen Wiederherstellung nach Sakrumfrakturen wird erst nach genauer Analyse des Krankenguts offensichtlich.

So diskutiert Medelman 1939 [116] anhand seiner Analyse von 50 konsekutiven Beckenfrakturen zwar eine hohe Rate von übersehenen Sakrumfrakturen, die Möglichkeit einer Schädigung des Plexus sacralis, des Rektums oder der Weichteile wird zwar angegeben, aber als sehr selten angesehen („*such an occurence, however, is certainly exceptional*").

Bonin findet in seiner 1945 veröffentlichten Untersuchung an 44 Beckenfrakturen mit 20 Sakrumfrakturen mehrere Fälle mit posttraumatischen Nervenausfällen. Alle 5 als Fallbeispiele dargestellten Patienten hatten 3–20 Monate nach ihrer Verletzung noch sensible und motorische Ausfälle, besonders der 1. und 2. Sakralwurzel. Trotzdem wird die Prognose der Sakrumfraktur insgesamt als gut angesehen [9].

Patterson u. Morton [141] konnten 1961 in einer Serie von 809 Beckenfrakturen 15 Patienten mit neurologischen Störungen identifizieren, 5 davon mit Sakrumfrakturen. Die Prognose der Nervenschädigung wird als schlecht bezeichnet; nach konservativer Therapie und einer durchschnittlichen Beobachtungszeit von 21 Monaten waren in allen Fällen noch neurologische Restzustände zu beobachten.

Die Analyse von 236 Patienten mit Sakrumfrakturen durch Denis et al. [32] bestätigt den hohen Anteil von Nervenverletzungen. Sie wurde bei 21,6% der Sakrumfrakturen beobachtet.

Auch in der Serie von Gibbons et al. [58] wird die hohe Rate von begleitenden Nervenverletzungen bei der Sakrumfraktur bestätigt, in einer Serie von 44 Sakrumfrakturen betrug sie 34,1%.

Einen wesentlichen höheren Anteil geben Wörsdörfer u. Magerl [200] mit 65,5% und Schmidek et al. [163] mit 60,0% an. In beiden Serien handelt es sich allerdings um ein wohl vorselektioniertes Krankengut.

Im eigenen Krankengut betrug die Rate der Nervenschäden 15,1% aller Sakrumfrakturen.

Alle genannten Untersuchungen stimmen überein, daß die Rate der begleitenden Nervenschäden im wesentlichen vom Frakturverlauf abhängig ist.

Einen niedrigen Anteil begleitender Nervenschäden haben häufiger Verletzungen der Pars lateralis des Sakrums. Denis et al. geben bei diesem häufigsten Frakturtyp eine Rate von 5,9% an, bei Frakturen im Bereich der Foramen steigt der Anteil auf 28,4%, bei den zentralen Frakturen sogar auf 56,7% [32].

Gibbons et al. geben für zentrale Frakturen sogar eine Rate der Nervenschäden von 60,0% an [58].

In einer großen Zahl von Einzelfallbeschreibungen werden in nahezu jedem beobachteten Fall einer Querfraktur des Sakrums, also Frakturen im zentralen Sakrumbereich, Nervenschäden beobachtet [17, 19, 20, 36, 48, 51, 52, 76, 107].

Wörsdörfer u. Magerl [200] beobachteten unter 21 Patienten mit einer Längsfraktur des Sakrums in 11 Fällen neurologische Ausfälle. Für 8 der 11 Patienten wird eine begleitende translatorisch instabile Beckenverletzung („bilateraler Ringbruch") und in 3 Fällen eine rotationsinstabile Beckenringverletzung („unilateraler Ringbruch, Symphysenruptur") angegeben.

Allen genannten Untersuchungen fehlt jedoch die systematische Korrelation der Nervenschäden in Beziehung zu einer Beckenklassifikation.

7 Diskussion

Da es das Ziel der vorliegenden klinischen Untersuchung war, Parameter aufzuzeigen, bei denen in hohem Maße mit einem Nervenschaden gerechnet werden muß, wird im folgenden primär auf das Kriterium Nervenschaden „vorliegend/nicht vorliegend" eingegangen. Die Qualität des Nervenschadens wird zwar angegeben, die Angaben sind jedoch aufgrund der Charakteristik einer retrospektiven Untersuchung nur als Anhaltsgröße zu verstehen.

Frakturzone und Nervenschaden

Zunächst wurde in Anlehnung an Denis et al. und Gibbons et al. die Rate der Nervenschäden mit der Frakturzone korreliert. Die dort angegebenen Raten (s. oben) konnten orientierend bestätigt werden [32, 58].

Auch im eigenen Krankengut steigt die Rate der Nervenschäden von lateral nach medial an. Eine Rate von 11,7% in der Zone I (54,4% der Patienten, lateral) liegt doppelt so hoch wie in der Untersuchung von Denis et al. [32] angegeben. In Zone II (transforaminal, Häufigkeit 36,1%) traten in 19,9% der Fälle Nervenschäden auf, bei Verletzungen in Zone III (Häufigkeit 9,6% der Fälle) sogar 22,2%. Betrachtet man, wie in der Arbeit von Denis et al. angegeben, nur die überlebenden Patienten, so steigen die Anteile von 14,1 über 22,5 auf 25,0%.

Auch Gibbons et al. beobachteten in der Zone I transalar eine höhere Rate an Nervenschäden (24%) [58].

Beckeninstabilität und Nervenschaden

Ältere Untersuchungen über die Beziehung von Beckenfrakturen und Nervenschäden geben Häufigkeiten von unter 10% an [96] (s. Tabelle 1).

In einer sehr detaillierten Untersuchung der Beckenringfrakturen wird die Rate der Nervenschäden bei instabilen Beckenverletzungen von Huittinen u. Slätis mit 45,6% angegeben [82].

Die Untersuchungen im eigenen Krankengut konnten einen signifikanten Zusammenhang der Nervenschäden mit dem Grad der Instabilität der Beckenverletzung, ausgedrückt durch die Klassifikation nach Tile, bestätigen.

Stabile Frakturen hatten keine neurologischen Ausfälle, wobei einschränkend zu sagen ist, daß bei 6 der 14 Patienten keinerlei Angaben über den neurologischen Status vorliegen.

Betrachtet man alle Verletzungen des Typs B, beträgt die Rate der begleitenden Nervenschäden für die im dorsalen Ringsegment vergleichsweise stabile Verletzung lediglich 7,7% der überlebenden Patienten.

In der Gruppe der instabilen Verletzung des Typs C steigt der Anteil auf 32,6%.

Kombiniert man diese beiden Betrachtungsweisen, so läßt sich erkennen, daß beim Vorliegen einer Instabilität vom Typ B in keiner der Frakturzonen 10% überschreitet. Das trifft auch für Frakturlinien in der Zone III des Sakrums zu.

Bei den translatorisch instabilen Verletzungen des Typs C steigt die Rate der Nervenschäden in allen Frakturzonen stark an (32,6% in Zone I, 42,9% Zone in II bis auf 63,6% in Zone III).

Als wesentliche Einflußgröße für das Vorliegen eines Nervenschadens ist somit der Instabilitätsgrad des Beckens anzusehen, und erst in 2. Linie der anatomische Frakturverlauf.

Diese klinischen Beobachtungen decken sich mit pathoanatomischen Studien von Huittinen u. Slätis, die unter 40 Präparaten mit Verletzungen des Plexus lumbosacralis nur 5 Kompressionsverletzungen der ventralen sakralen Wurzeln im Bereich des Sakrums fanden, dagegen 15 Wurzelausrisse und 21 Traktionsschäden im Bereich der Nervenwurzeln [82].

Um zusätzliche Risikofaktoren zu evaluieren, wurden alle beobachteten Frakturverläufe in den 3 Frakturzonen nach Denis et al. weiter unterteilt [32]. Die Unterscheidung in weitere zusätzliche Frakturverläufe zeigte innerhalb der Zonen I, II und bedingt auch III eine gleichmäßig verteilte Rate von Nervenschäden zwischen den Untergruppen. Eine prädiktive Bedeutung kommt dieser Unterteilung demnach nicht zu. In der Zone III hatten der Typ IIIb (Querfraktur) mit 7,1% Nervenschäden einen deutlich geringeren Anteil als die Typen IIIa (Vertikalfraktur) und IIIc (Schrägfraktur) (s. Tabelle 9).

Die bilateralen Frakturverläufe, die zum Großteil auch zentrale Regionen betrafen, hoben sich mit einer Rate von 31,8% Nervenschäden deutlich ab.

Erweitert wurde die Einteilung um isolierte sakrale Bandausrisse und die Gruppe der bilateralen Frakturverläufe (diese sind nach Denis et al. [32] den zentralen Frakturen zugeordnet).

Bei der Unterteilung in eine „Frakturcharakteristik" wurde versucht, eine Aufschlüsselung in klinisch leicht erkennbare Hinweise für Frakturmechanismus und Verletzungsenergie zu erstellen. Unterteilt wurde in Kompressionsfrakturen als nur minimal impaktierte kaum sichtbare Frakturverläufe, und die „einfache" Fraktur mit einem glatten Frakturverlauf, in beidseitige Frakturverläufe im Sakrum, in begleitend vorliegende knöcherne Bandausrisse (allein oder in Kombination mit anderen Frakturverläufen), und Frakturen mit Trümmerzonen (s. Tabelle 10). Die Bandausrisse werden auch als Indikator für das Vorliegen einer Beckeninstabilität beschrieben, ein Luxationsmechanismus hat zum knöchernen Ausriß der Ligg. sacrotuberale und ischituberale geführt [179].

Kompressionsfrakturen hatten selten Nervenschäden (1,4%) und der unkomplizierte Frakturverlauf zeigte in 16,0% Nervenschäden in Abhängigkeit der Frakturlokalisation. Bilaterale Frakturverläufe, knöcherne Bandausrisse und Trümmerzonen hatten in hohem Maß begleitende Nervenverletzungen (31,8–37,5%).

Bandausrisse, bilaterale Sakrumfrakturen und Trümmerzonen müssen deswegen unabhängig von dem Frakturverlauf als weitere Risikofaktoren für das Vorliegen eines Nervenschadens angesehen werden.

Die vorliegende Untersuchung konnte allerdings auch Beobachtungen von Denis et al. [32] bestätigen, daß die retrospektive Evaluation von pelvinen Nervenschäden unvollständig ist. Mit 62,8% vorliegenden fachneurologischen Untersuchungsbefunden liegt die Rate der erfaßten Befunde zwar hoch, es muß jedoch berücksichtigt werden, daß für 140 Patienten keine Angaben über neurologische Befunde vorliegen; weitere 53 Patienten verstarben an der Schwere der Verletzung, so daß im Verlauf keine verwertbaren Angaben über neurologische Ausfälle zu gewinnen waren.

7.1.7 Therapie der Sakrumfraktur

Zur Therapie der Sakrumfraktur liegen bis in letzter Zeit widersprüchliche Kommentare vor. Während in den frühen Arbeiten immer eine konservative Therapie, möglichst mit vorheriger Reposition durch Extension und ggf. Beckenschwebe vorgeschlagen wird [9, 19, 116], wird in neueren Arbeiten auch auf die Möglichkeit der operativen Nervendekompression eingegangen [32, 58, 163, 200]. Hierbei handelt es sich im wesentlichen um spät, d.h. nach Ausheilung der Sakrumfraktur vorgenommene Interventionen.

Bei der Diskussion der Therapie der Sakrumfraktur muß prinzipiell zwischen Quer- und Längsfrakturen unterschieden werden. Bei den Querfrakturen ist in der Regel der Beckenring stabil, sie tritt häufig als isolierte Verletzung auf (Tabelle 13). Zur Therapie der Längsfraktur muß von einer begleitenden Beckenringfraktur ausgegangen werden [159, 163, 200].

Querfrakturen (stabil)

Angaben finden sich im wesentlichen als Einzelfallbeschreibungen (Tabelle 14).

Die Literaturübersicht zeigt unter 62 beobachteten Fällen 51 mit neurologischen Störungen. In 31 Fällen wurden operative Dekompressionen vorgenommen, bei 29 Patienten kam es zur Besserung der Symptomatik. Von 31 konservativ behandelten Fällen sind neurologische Ausfälle bei 20 beschrieben, eine neurologische Besserung wurde in 11 Fällen beobachtet. In der Serie von Sabiston u. Wing wird bei 7 Fällen auf den Verlauf der neurologischen Störung nicht näher eingegangen [159].

Im eigenen Krankengut war die Querfraktur mit 14 beobachteten Fällen selten.

Tabelle 14. Literaturübersicht Therapie der Querfraktur. Literaturangaben über die Häufigkeit der Sakrumquerfraktur, den Anteil der neurologischen Störungen und das therapeutische Vorgehen

Autor	n	Neurologie	Operative Dekompression	Neurologische Besserung
Meyer 1962 [122]	2	2	2	2
Rowell 1965 [154]	1	1	0	1
Goodell 1966 [61]	1	1	1	1
Purser 1969 [148]	1	0	0	0
Woodward 1974 [199]	1	1	0	1
Fardon 1976 [42]	1	1	1	1
Bucknill 1976 [17]	3	3	3	3
Fountain 1977 [51]	6	6	5	5
Byrnes 1977 [19]	2	2	1	1
Heckman 1978 [72]	1	1	0	1
Fardon 1979 [43]	1	1	1	1
Wörsdorfer 1980 [200]	8	8	5	7
Weaver 1981 [192]	1	1	1	1
Ferris 1983 [46]	2	2	0	1
Carl 1985 [20]	1	1	1	1
Roy-Camille 1985 [155]	13	12	9	7
Sabiston 1986 [159]	16	7	0	? 7
Fisher 1988 [48]	1	1	1	1
alle	62	51	31	42

In Übereinstimmung mit Sabiston u. Wing wurden im eigenem Krankengut bei tiefliegenden Querfrakturen keine neurologischen Ausfälle beobachtet, in 2 Fällen isolierter, dislozierter Querfrakturen wurde eine operative Dekompression durchgeführt, die neurologische Situation konnte verbessert werden.

Längsfrakturen (instabil)

Über operative Dekompressionen bei Längsfrakturen finden sich Angaben bei Wörsdörfer u. Magerl [200]. Bei 21 beobachteten Fällen traten neurogene Ausfälle bei 11 Patienten auf, bei 6 Patienten wurden dekompressive Laminektomien durchgeführt, die bei allen Patienten zur Symptombesserung führten, bei 2 Patienten kam es zur spontanen Besserung, 3 Patienten hatten eine unveränderte Symptomatik bei unilateralen Wurzelläsionen.

Schmidek et al. weisen auf die wesentliche prognostische Bedeutung der begleitenden Beckenringinstabilität bei Sakrumlängsfrakturen hin. Angaben zu einer spezifischen Stabilisierung des Os sacrum werden nicht gemacht [163].

Gibbons et al. stellen die Vertikalfrakturen des Sakrums in Zusammenhang mit der Beckeninstabilität und sehen in der operativen Reposition und Stabilisierung der Beckenverletzung das therapeutische Verfahren der Wahl [58]. Auf Einzelheiten in der Indikationsstellung und Verfahrenswahl wird nicht eingegangen.

Zum therapeutischen Ansatz bei Sakrumfrakturen lassen sich damit im wesentlichen 2 Punkte zusammenfassen:

1. *Die Prognose der Längsfraktur des Sakrums ist im wesentlichen von der begleitenden Beckeninstabilität geprägt. Die Therapie instabiler Frakturtypen muß sich an den Grundsätzen der Beckenchirurgie mit dem Ziel der frühen Stabilisierung orientieren.*
2. *Bei begleitenden Nervenschäden wird in neueren Untersuchungen der frühen operativen Dekompression eine hohe Bedeutung beigemessen [32, 58]. Sie wird speziell für die stabilen Frakturtypen, wie z.B. Querfrakturen angegeben und orientiert sich an neurochirurgischen Prinzipien der Nervendekompression.*

7.1.8 Therapie der instabilen Beckenverletzungen

Die Therapie der Beckenringfraktur ist vom Instabilitätsgrad der Verletzung bestimmt. Die instabile Beckenfraktur ist immer Ausdruck einer schweren Verletzung. Sie tritt häufig im Rahmen eines Polytraumas auf und ist dann in vielen Fällen mit prognosebestimmend [49, 50, 71, 83, 112, 128, 202].

Nur standardisierte Managementprotokolle können in diesen akut lebensbedrohlichen Fällen das Überleben des Patienten sichern und helfen, den 2. Letalitätsgipfel als Ausdruck der Schockfolgeerkrankungen zu vermindern [50, 56, 110, 129, 182].

Lange Immobilisationszeiten, fehlende Reposition und schlechte Retentionsmöglichkeiten bei den häufig polytraumatisierten Patienten führten zu einem aggressiveren Vorgehen mit steigender Zahl von internen Beckenstabilisierungen [180]. In mehreren klinischen Untersuchungen konnten die Vorteile der operativen Therapie der instabilen Beckenringfrakturen gegenüber der konservativen Therapie dargestellt werden [8, 60, 74, 109, 164, 186, 193].

Mehrere Autoren konnten aufzeigen, daß die kritische Grenze zu signifikant schlechteren Ergebnissen bei einer posterioren Dislokation von 1 cm und mehr liegt [66, 75, 170].

7 Diskussion

Zur Stabilisierung am Beckenring werden eine Vielzahl von Verfahren angegeben [8, 15, 25, 34, 38, 89, 97, 109, 113, 114, 131, 158, 165, 173, 179, 180, 190]. Grundsätzlich lassen sich externe Methoden mit verschiedenen Arten von Fixateur-externe-Konstruktionen und internen Stabilisierungen durch Osteosynthesen unterscheiden.

Aus biomechanischen Untersuchungen ist bekannt, daß die Stabilität des Fixateur externe am Becken vom Durchmesser der Schanz-Schrauben, der Anzahl der Schanz-Schrauben und von der Montageform (einfache Querverstrebung, mehrfache Querverstrebungen und Kompressionsrahmen) abhängt [156, 184]. Aber auch komplexe Montageformen zeigten in Belastungstests am Modell einer dorsalen Instabilität nur ungenügende Haltekräfte, verglichen mit der internen Stabilisierung [6, 27, 28, 156, 174]. Zusätzlich wurden bei den notwendigen langen Tragzeiten von 12 Wochen und mehr bei dorsalen Instabilitäten Weichteilprobleme beobachtet [70, 79].

Zur internen Fixation der Beckeninstabilität werden verschiedene Osteosyntheseverfahren angegeben. Es werden sowohl Platten- und Zugschraubenosteosynthesen und Gewindestangen „Harrington sacral bars" verwendet [25, 92, 165, 171, 186, 190]. In einzelnen Arbeiten werden auch Cerclagen im Bereich der Symphyse und am Os sacrum angewandt [34, 38, 94].

Eine zunehmende Verbreitung findet die transiliosakrale Schraubenosteosynthese. Diese wurde erstmalig durch Lehmann 1934 [99] und Meyer-Burgdorff 1936 [121] beschrieben. Neben einer manuell kontrollierten Technik [101, 157] wurde von Matta eine inzwischen weit verbreitete standardisierte Röntgentechnik angegeben [109].

Die Verschraubung ist auch in Rückenlage des Patienten möglich. Erfahrungen liegen hier mit der computertomographisch kontrollierten Einbringung vor [135]. Allerdings ist auch das Risiko einer Fehlpositionierung mit iatrogenen Nervenschäden bekannt und beschrieben [140].

Eigene Untersuchungen konnten zeigen, daß ein standardisiertes Therapiekonzept das Ergebnis nach Beckenfrakturen verbessern kann [147]. Bei instabilen Verletzungen des Typs Tile C erbringt eine alleinige ventrale Stabilisierung zuverlässig gute Ergebnisse, während bei Verletzungen des Typs C kombinierte posteriore und ventrale Verfahren benötigt werden, um anatomische Ausheilungsergebnisse zu erhalten. Diese Auffassung wird durch biomechanische Untersuchungen eindrücklich unterstützt [91, 178]. Die vorliegenden Untersuchungen zur Sakrumfraktur lassen erkennen, daß auch hier nur durch ein kombiniertes dorsales und ventrales Vorgehen zuverlässig ein anatomisches oder minimal disloziertes Ausheilungsergebnis zu erreichen ist. Unter konservativer Therapie waren in 47% der Fälle Fehlstellungen über 1 cm zu verzeichnen.

Zusammenfassend ist bei instabilen Verletzungen des Beckenrings die interne Stabilisierung die Therapiemethode der Wahl. Bei Verletzungen des Typs C ist mit der kombinierten dorsalen und ventralen Stabilisierung eine weitere Verbesserung des Ergebnis zu erzielen [147].

Zur Verfahrenswahl am Os sacrum fehlt dieses standardisierte Konzept. Die zur Stabilisierung angegebenen Verfahren sind mit Nachteilen verbunden:

Quere ilioiliakal überbrückende Implantate bieten zwar eine ausgezeichnete Stabilität, benötigen aber auch eine ausgedehnte Weichteilexposition im kritischen Gebiet des dorsalen Beckenrings [114, 171].

Die transiliosakrale Verschraubung führt zu einer direkten Schädigung des bei Sakrumfrakturen in der Regel unverletzten SIG. Im eigenen Vorgehen kam es in 2 Fällen zu einem Schraubenbruch mit späterer Dislokation. Über Langzeitfolgen einer SIG-Transfixation liegen keine Angaben vor.

Die komplexe Biomechanik dieses Gelenks bei gedämpfter Kraftübertragung von den unteren Extremitäten zur Wirbelsäule befürwortet aber auch in diesem Bereich das generelle unfallchirurgische Prinzip, auch frakturnahe Gelenke möglichst nicht zu transfixieren.

Über das Konzept der in der vorliegenden Untersuchung dargestellten „lokalen" Stabilisierung von Sakrumfrakturen liegen bisher nur limitierte klinische Erfahrungen in ausgewählten Fällen vor. Es war mit der auf das Os sacrum begrenzten Osteosynthesetechnik in jedem Fall eine ausreichende Stabilisierung der Fraktur zu erreichen; Implantatversagen war in keinem Fall zu beobachten.

Ist allerdings innerhalb des Sakrums keine sichere Verankerung der Implantate zu erreichen, sollte in jedem Fall der stabile Knochen des Os ilium zur Verankerung der Implantate herangezogen werden. Je nach Situation wird jedoch möglichst nur die einseitige Überbrückung des SIG angestrebt, obwohl auch hier die Stabilität der Osteosynthese Vorrang vor den möglichen Nachteilen einer sakroiliakalen Transfixation hat.

7.2 Biomechanische Untersuchungen zur internen Stabilisation der Sakrumfraktur

7.2.1 Frakturmodell

Biomechanische Untersuchungen von Osteosynthesen am Beckenring lassen sich prinzipiell an anatomischen Teilbereichen des Beckens [7, 100] oder an Präparaten des kompletten Beckenrings durchführen [6, 27, 156, 171, 178, 184].

Anordnungen zur vergleichenden Testung von verschiedenen Fixateur-externe-Montagen bedienen sich in der Regel eines Verletzungstyps C nach Tile, wobei die Verletzungen am Beckenring durch Durchtrennung der Symphyse und eines oder beider ISG simuliert werden.

Vereinzelt wurde auch eine parallel zum ISG gesetzte Fraktur untersucht. Shaw gibt ein Präparat an, bei dem eine transforaminale Frakturlinie simuliert wurde [171].

In der Arbeit von Stocks et al. wird eine Symphysenruptur mit einer durch Meißelschlägen erzeugten transforaminalen Fraktur kombiniert [178].

Es war das Ziel der Testreihe, die Stabilisierung der Sakrumfraktur als Teil einer instabilen Beckenringverletzung zu untersuchen. Da die verglichenen Osteosynthesen in ihrer Stabilität auf ein korrespondierendes ventrales Stabilisierungsverfahren angewiesen sind, wurde das Modell einer Verletzung vom Typ C1 nach Tile am kompletten Beckenring gewählt. Dieser Instabilitätstyp ist die klinisch häufigste Form der translatorischen Beckeninstabilität [147].

Der transforaminale Frakturverlauf hat, wie schon ausgeführt, mit einer Häufigkeit im eigenen Krankengut von 36% und einer Rate von Nervenschäden von 23% eine besonders hohe klinische Relevanz. Da ein standardisierter Frakturverlauf für vergleichende biomechanische Untersuchungen nicht realisierbar ist (der Grad der Verzahnung läßt sich nicht ausreichend kontrollieren), wurde eine transforaminale Osteotomie als Frakturmodell gewählt. Durch die glatten Osteostomieebenen stellt sie einen „schlimmsten" anzunehmenden Fall dar.

Als korrespondierende ventrale Beckeninstabilität wurde die Symphysenruptur gewählt. Sie ist die häufigste Beckeninstabilität. Klinische und biomechanische Untersuchungen zur Stabilisierung dieser Verletzung liegen vor [8, 100, 117, 171, 179]. Die gewählte Stabilisierung durch Verplattung mit der 4-Loch-AO-4,5-mm-DC-Platte hat sich auch in der klinischen Anwendung bewährt [147].

7.2.2 Lastapplikation

Zur biomechanischen Stabilitätsuntersuchung am Beckenring werden im wesentlichen 3 Testanordnungen beschrieben:

Lastuntersuchungen an isolierten Beckenregionen
Es werden einzelne Regionen des Beckenrings, wie z.b. die Symphyse oder die SIG, isoliert, mit Osteosynthesen versorgt und Belastungstests in den 3 Hauptebenen unterzogen. Vorteile bestehen darin, daß der Versuchsaufbau einfach und gut reproduzierbar ist. Die Last-Weg-Analyse gibt einen relativ genauen Aufschluß über das Elastizitätsverhalten des Knochen-Osteosynthese-Verbunds [6, 100]. Nachteile sind in der unphysiologischen Belastung zu sehen; durch die fehlende Annäherung an die In-vivo-Situationen sind mit dieser „technischen" Methode Rückschlüsse auf das Verhalten des kompletten Beckenrings als anatomische Einheit nicht möglich.

Lastuntersuchungen am kompletten Beckenring mit Unterstützung am Os ischium
Das Becken ist am Lendenwirbelkörper L_5 fest mit dem Kreuzkopf einer Universalprüfmaschine verbunden und wird ein- oder beidseitig am Os ischium unterstützt. Je nach Autor wird die Unterstützung auf der Basisplatte querkraftfrei oder fest gekoppelt ausgeführt. Gemessen wird das Last-Weg-Verhalten ausgedrückt durch die Kreuzkopfposition [14, 156, 171, 184]. Shaw ergänzte diese Meßwerte durch eine direkte Translationsmessung am Sakrum [171].
Brown und Rubash unterstützten das Becken über eingegossene Femurstümpfe, die Last wurde über die intakten Hüftgelenke eingeleitet [14, 156].

Lastuntersuchungen am kompletten Beckenring mit „anatomischer" Krafteinleitung
Um den knöchernen Beckenring „physiologisch", d.h. mit frei in die Hüftgelenke eingeleiteter Kraft zu belasten, ist die Simulation von Muskelzügen erforderlich. Die „Muskelkräfte" wirken den entstehenden Drehmomenten entgegen und stabilisieren den Beckenring in einer waagerechten Lage. In einem vom Stocks et al. 1991 vorgestellten Versuchsmodell wird die Wirkung der lumbopelvinen Muskulatur auf eine C1-Verletzung des Beckenrings bei „hängendem Bein" auf der verletzten Seite untersucht [178]. Aber auch bei diesem Modell müssen Querkräfte der unterstützten Seite mit einer Verbindungsstange kompensiert werden.
Eigene Überlegungen gingen vom klinischen Fall der Frühmobilisation des Patienten mit Teilbelastung der betroffenen Seite aus. Der Einbeinstand mit Unterstützung der „verletzten" Seite stellt den „schlimmsten anzunehmenden Fall" dar, die eingeleitete Last muß vollständig über die Osteosynthesen des hinteren und auch vorderen Beckenrings kompensiert werden. Wie Vorversuche des M.-E.-Müller Instituts für Biomechanik der Universität Bern gezeigt hatten, war unter anderer Zielsetzung durch Simulation des Muskelzugs der Abduktoren eine wirkungsvolle Stabilisation des Beckenrings unter Last zu erreichen (Schneider, persönliche Mitteilung).

7.2.3 Meßsystem

In der Literatur vorliegende Untersuchungen am Becken beschränken sich im wesentlichen auf direkte Translationsmessungen der Beckenhälften oder greifen auf den Traversenweg der Prüfmaschine als Maß der Dislokation zurück [6, 14, 27, 91, 156, 161, 171, 179, 201]. Stocks ergänzt die Translationsmessungen am Os sacrum durch eine stereophotometrische Messung an der Symphyse.

Die unter Belastung vorherrschenden Dislokationsrichtungen am Becken konnten bei in der Literatur vorhandenen Messungen nur annäherungsweise bestimmt werden [6, 27, 156, 171, 184].

Direkte Messungen am Frakturspalt liegen am Becken nur für einzelne Translationsachsen bei Acetabulumfrakturen vor [161].

Im eigenen Vorgehen wurde deswegen in beiden Versuchsserien ein dreidimensional messendes System gewählt. Gegenüber den in der Literatur angegebenen Meßsystemen hat ein elektromechanisches Goniometersystem den Nachteil des größeren Gewichts, erlaubt aber die räumliche Erfassung der Dislokationsrichtungen und Dislokationswinkel.

Die Messung wurde frakturspaltnah vorgenommen, aufwendige Transformationen unter Einbeziehung der Beckenelastizität waren so nicht nötig.

Durch Definition des Koordinatensystems in Beziehung zum Sakrum und der Frakturebene waren auch unter lastbedingten Verformungen des kompletten Beckenrings Aussagen zum Frakturspaltverhalten möglich.

Der Einsatz des berührungsfrei, elektromagnetisch arbeitenden Meßsystems in der zweiten Versuchsserie konnte den Versuchsablauf nochmals entscheidend vereinfachen [2, 79].

7.2.4 Ergebnisse der biomechanischen Untersuchungen

7.2.4.1 Last-Weg-Analyse

In beiden Versuchsserien konnten vergleichbare Kurvenverläufe bestimmt werden. Unabhängig vom Meßsystem und den verglichenen Osteosynthesen traten jeweils im ersten Zyklus einer neuen Belastungsstufe Setzungseffekte auf. Blieb die Belastung unter der Belastungsgrenze, so reduzierten sich die Setzbewegungen bei Wiederholungen eines Zyklus mit gleicher Belastung.

Vergleichbare Kurvenverläufe liegen in der Literatur nicht vor. In den vergleichbaren Arbeiten wurde jeweils nur während eines Belastungszyklus gemessen [27, 156, 171, 178, 179].

7.2.4.2 Bleibende Dislokationen und Rotationen

Die bleibenden Dislokationen waren in beiden Versuchsserien vergleichbar. Alle Osteosynthesen zeigten die größten Dislokationen in Richtung –X ohne signifikante Unterschiede. Die Dimensionen bewegten sich zwischen 3,1 mm und 5,1 mm bei einer Belastung bis 130% des Körpergewichts (=1035 N).

In einem Versuchsaufbau von Shaw et al. wurde ein einseitig unterstütztes Beckenpräparat im Modell einer transforaminalen Instabilität mit experimenteller Sakrumfraktur untersucht [171]. Nach Stabilisierung mit anteriorer Symphysenplatte und posterioren Sakralstäben wurde eine Dislokation des Sakrumfragments von 2,4 mm bei einer Belastung von 835 N gemessen.

In der Untersuchung von Stocks et al. wird in einem Einbeinstandmodell die Stabilisierung eines Frakturmodells mit experimenteller Sakrumfraktur und Symphysenruptur mit Symphysenplatte und Sakralstäben beschrieben. Unter Belastung mit durchschnittlich 1113 N wurde eine posteriore Dislokation von 4,3 mm gemessen [178].

In beiden Arbeiten wird allerdings keine Orientierung der bleibenden Dislokation im posterioren Beckenring angegeben. Lediglich Stocks et al. beschreiben eine stereophotometrische Untersuchung der Symphysendislokation unter Last [178]. Obowhl diese nicht Gegenstand der vorliegenden Untersuchungen war, zeigten sich deutliche Parallelen zu den in 5.3.3.6 beschriebenen Veränderungen.

Zu bleibenden Winkelverformungen finden sich keinerlei Literaturangaben. Die vorliegende Untersuchung konnte zeigen, daß neben der Translation auch Winkelbewegungen auftreten. Die bleibenden Rotationen waren mit maximal 3,01° gering, vorherrschende Winkelbewegungen fanden im Winkel α (Rotation um Z-Achse) und γ (Rotation um die X-Achse) statt.

7.2.4.3 Elastizität

Angaben zur Elastizität bzw. Steifigkeit der internen Osteosynthesen am Becken werden in der Literatur nur von Stocks et al. gemacht [178]. Angegeben wird für ein vergleichbares Frakturmodell und die Stabilisierung mit Symphysenplatte und Harrington-Sakralstäben ein Wert von 96 N/mm. Wird die in der vorliegenden Untersuchung gemessene Elastizität umgerechnet, erhält man für die Osteosynthesen Werte zwischen 300 und 1000 N/mm. Diese wesentlich höheren Werte erklären sich dadurch, daß in der vorliegenden Untersuchung, die Elastizität bewußt in einem noch niedrig belasteten Bereich der Kurven bestimmt wurde. Die Linearitätskriterien waren bei den vorliegenden zyklischen Untersuchungen nur in diesem Bereich zu erfüllen.

In den Untersuchungen von Stocks et al. wurden keine zyklischen Belastungen vorgenommen, der Kurvenverlauf der Entlastungsphase mußte nicht berücksichtigt werden.

Legt man die bleibende Dislokation der Osteosynthesen zugrunde, läßt sich aus den eigenen Meßwerten eine Steifigkeit für die Osteosynthese mit Harrington-Sakralstäben von 140 N/mm bestimmen.

Die Werte sind allerdings insgesamt mit Einschränkungen zu beurteilen. Wie von anderen Untersuchern angegeben, weisen die Beckenpräparate eine hohe Variabilität auf, die Last-Weg-Kurven sind zu großen Teilen nicht linear [6, 156]. In Übereinstimmung mit Beobachtungen von Shaw et al. bestehen zwischen den einzelnen Beckenpräparaten hohe Streuungen; eine einheitliche Belastungsstufe zur Berechnung der Elastizität konnte nicht gewählt werden [171]. Erst nachdem alle Zyklen einer Regressionsanalyse unterzogen wurden, konnten entsprechend der Definition einzelne Steigerungen zum Vergleich der Becken herangezogen werden.

Zur Winkelelastizität liegen keine Vergleichswerte in der Literatur vor. Bei der Betrachtung der Rotationselastizität ergeben sich Unterschiede in der Winkelbewegung β. Die transiliosakrale Verschraubung vollzieht unter Last eine signifikant höhere Rotationsbewegung in diesem Winkel, als die Osteosynthese mit modifizierter Kleinfragmentplatte, eine Bewegung, die einer Rotation um die Schraubenachse entspricht.

7.2 Biomechanische Untersuchungen zur internen Stabilisation der Sakrumfraktur

Die beobachteten Unterschiede sind jedoch zusammenfassend gering und werden eher als Charakteristik der jeweiligen Osteosynthese angesehen statt als echte Festigkeitsdifferenzen der Implantate.

Allerdings läßt die Analyse dieser typischen Bewegungsformen eventuelle „Schwachstellen" früh erkennen (s. Computersimulation, Kap. 5.3.4).

7.2.4.4 Belastungsgrenze

Die Analyse der Belastungsgrenze sowohl für die Harrington-Sakralstäbe als auch für die Kleinfragmentosteosynthese ergab höhere Werte in der 2. Versuchsreihe. Diese Unterschiede werden auf den verbesserten Versuchsaufbau zurückgeführt. Die Universalprüfmaschine ließ eine wesentlich gleichmäßigere Lastapplikation zu, als dies mit der manuell betätigten Hydraulik möglich war. Da auch die Meßfrequenz gesteigert wurde, war der Kurvenverlauf wesentlich genauer nachzuvollziehen. Weil in einigen Fällen ein typisches „Rutschen" im Kurvenverlauf dennoch nicht sicher nachzuweisen war, wurde in der 2. Versuchsserie die Definition der Belastungsgrenze durch das noch strengere Kriterium „5-mm-Dislokation in einer Translationsachse" ergänzt.

Vergleiche mit Werten aus der Literatur sind schwierig, da die Kriterien für die Belastungsgrenze nicht einheitlich sind und die Richtungen der gemessenen Dislokationen nicht klar werden [27, 156, 171, 178, 179].

Die erreichten Belastungsgrenzen entsprachen im Durchschnitt dem Körpergewicht (etwa 740 N). Dabei wurden im Durchschnitt eine maximale bleibende Dislokation von –4,7 mm (± 3,24 mm) in der X-Achse gemessen. In der Untersuchung von Stocks wird bei der Stabilisierung einer C1-Instabilität nach Tile (Symphysenruptur und transforaminale Sakrumfraktur) mit Harrington-Sakralstäben und Symphysenplatte bei einer Belastung mit 1700 N am Ilium eine Dislokation von 4,0 mm angegeben [178].

In der Untersuchung von Shaw et al. wird an einem Präparat ein der vorliegenden Untersuchungsserie ähnlicher Aufbau mit einseitig unterstütztem Becken, Symphysenruptur und ISG-Luxation beschrieben [171]. Es wurde die Kombination einer Symphysenplatte (allerdings 3,5-mm-Kleinfragment-DCP) mit dorsalen Gewindestäben getestet, die Belastungsgrenze (über 10 mm Dislokation) war bei Belastung mit 800 N erreicht. Der Vergleich mit ventralen Fixateurkonstruktionen im gleichen Modell zeigt mit Belastungsgrenzen von etwa 400 N einen deutlichen Unterschied.

Die Belastungsgrenzen werden in den angegebenen Arbeiten bei Dislokation von 10–15 mm im dorsalen Beckenring angegeben. Derartige sekundäre Dislokationen würden bei transforaminalen Sakrumfrakturen allerdings ein hohes Risiko einer sekundären Nervenschädigung beinhalten.

Klinische Studien konnten zeigen, daß bei posterioren Dislokationen am Beckenring von über 10 mm signifikant schlechtere klinische Ergebnisse für den Patienten zu erwarten sind [62, 66, 74].

Die in der vorliegenden Untersuchung angegebene Belastungsgrenze (5 mm Dislokation bzw. zunehmende Dislokation) wird vom Autor für die eventuelle Übertragung einer Osteosynthese in die klinische Anwendung als sicherer erachtet.

7.2.4.3 Dauerbelastungsversuch

Vergleiche zu zyklischen Dauerbelastungen am Modell des Beckenrings oder zur Prüfung von Beckenosteosynthesen liegen nicht vor. Im vorliegenden Versuch wurde eine „Teilbelastung" des Beckenrings von 60% des Körpergewichts postuliert. Nach eigenen Messungen entsprechen 10 000 Zyklen einem etwa 3–4 Wochen dauernden Rehabilitationsprogramm. Weitergehende Untersuchungen waren durch den Spindelantrieb der Prüfmaschine beschränkt, zu echten „Dauerbelastungsuntersuchungen" müßte das Modell an eine hydraulische Prüfmaschine adaptiert werden.

Aber auch im vorliegenden Aufbau ließ sich zeigen, daß unter den angegebenen Bedingungen keine Auslockerung der Osteosynthese mit der modifizierten Kleinfragmentplatte auftrat und auch in längerfristigen Belastungen keine abweichenden Dislokationsrichtungen zu beobachten waren.

7.2.4.4 Computersimulation

Die Verwendung eines dreidimensionalen Meßsystems ermöglichte den Einsatz der Computersimulation zur Verdeutlichung der typischen Bewegungsabläufe im Frakturspalt. Obwohl durch die Simulation nur die aus der Analyse der einzelnen Translationen und Rotationen bekannten Werte wiederholt wurden, ergab die wiederholte Betrachtung der Bewegungscharakteristik einen ganz neuen Eindruck von den gemessenen Bewegungsabläufen. Einzelne schon beschriebene typische Bewegungsformen, wie z.B. die Rotationsbewegung der transiliosakralen Verschraubung um die Schraubenachse S_1, oder die Translationsbewegungen der Kleinfragmentosteosynthese (Auslockerung der medialen Schraube) ließen neue Aufschlüsse über die Beanspruchung der Osteosynthesen unter Last zu.

Die transiliosakrale Verschraubung zeigt nur geringe Translationen im Meßpunkt, obwohl es durch die Rotation im Winkel β schon zu einer erheblichen Dislokation im distalen Sakrumbereich gekommen ist. Mit der üblichen Meßtechnik mit Erfassung einzelner Translationen würden diese Effekte nicht nachzuweisen sein.

Die graphische Animation konnte ebenfalls eine deutlich geringere Translation der modifizierten Kleinfragmentplatte im Vergleich zur Kleinfragmentosteosynthese belegen. Der „Schwachpunkt" liegt aber nun eher distal, es kommt zu einem Aufspreizen im Winkel α, die distale Platte reißt aus. Weitere Modifikationen mit Verwendung distaler 4-Loch-Platten (z.B. AO-H-Platte) können mit geringem Aufwand dem distalen Schraubenausriß vorbeugen.

Die Möglichkeiten der dreidimensionalen Analyse sind bei weitem noch nicht ausgeschöpft. Nach Ansicht des Autors sind durch Erweiterung der Kombination aus dreidimensionaler Meßwerterfassung und anschließender Computeranalyse noch wesentlich detailliertere Untersuchungen über die Bewegungsmechanik des hinteren Beckenrings möglich.

Zusammenfassend ließ sich durch die biomechanischen Untersuchungen zeigen, daß auch mit dem Prinzip der „lokalen" Osteosynthese am Sakrum eine den klinisch bewährten Verfahren vergleichbare Stabilität im Frakturmodell der transforaminalen Sakrumfraktur erreichen läßt. Die Stabilität dieser Osteosynthese ließ sich durch Einführung eines neuen Implantats in einzelnen Parametern noch verbessern.

Der zukünftige klinische Einsatz dieser Implantatgruppe erscheint damit gerechtfertigt; erste Erfahrungen in der klinischen Anwendung ließen keine Nachteile für die Patienten erkennen.

Inwieweit das Prinzip der frühen operativen Intervention bei Sakrumfrakturen mit Dekompression der Nervenwurzeln und gleichzeitiger Stabilisierung des Sakrums die hohe Rate an begleitenden Nervenschäden reduzieren kann, bleibt weitergehenden prospektiven Untersuchungen vorbehalten.

Aufgrund der Komplexität der anatomischen Region des Beckens ist dazu ein primär multidisziplinärer Ansatz wünschenswert. Es fanden sich beispielsweise in den analysierten Krankenunterlagen trotz beschriebener schwerer neurogener Störungen keine verwertbaren Angaben über Ausfälle im sexualmedizinischen Bereich.

8 Zusammenfassung und Schlußfolgerung

8.1 Zusammenfassung

Die Osteosynthesetechnik am Os sacrum war bisher nur unbefriedigend gelöst. In der klinischen Anwendung findet sich keine spezifische Stabilisierungsmethode für instabile Sakrumfrakturen. Klinisch gebräuchliche Methoden zur Stabilisierung des hinteren Beckenrings sind durch eine ein- oder beidseitige Transfixation der bei Sakrumfrakturen primär unverletzten SIG charakterisiert. Eine Schraubenosteosynthese penetriert sogar direkt die Gelenkfläche. Die Folgen dieser Gelenkbeeinflussung in einem sehr jungen Patientenkollektiv sind unklar.

Nachdem sich in der Literatur nur spärliche Angaben über die Inzidenz der Sakrumfraktur, ihrer Begleitverletzungen und Komplikationen finden ließen und ein spezifisches Behandlungskonzept ganz fehlte, wurde im Rahmen der vorliegenden Studie im wesentlichen 2 Fragestellungen nachgegangen:

– In einem klinischen Untersuchungsteil sollten anhand der Analyse eines umfangreichen Patientenguts Parameter identifiziert werden, die die Sakrumfraktur hinsichtlich ihrer Inzidenz, ihrer Begleitverletzungen und hier speziell im Hinblick auf die Rate der begleitenden Nervenschäden charakterisieren.
– In einem biomechanischen Teil sollte die Hypothese geprüft werden, daß auch mit Minimalimplantaten, die sich ausschließlich im Os sacrum verankern, eine den klinisch bewährten Implantaten vergleichbare Stabilität erreichen läßt.

Da zu der projektierten Untersuchung kein geeignetes Vergleichsmodell angegeben wird, wurde ein neues Konzept zur biomechanischen Untersuchung des Beckenrings entwickelt. Der Versuchsaufbau bot folgende Möglichkeiten:

– Lastuntersuchungen am kompletten Beckenring mit anhängenden Bändern,
– Untersuchungen am Lastmodell des Einbeinstands mit Muskelsimulation,
– dynamische Untersuchungen mit mehreren Lastzyklen,
– dreidimensionale Analyse der Fragmentbewegungen.

Anhand dieses Versuchsaufbaus wurden verschiedene Möglichkeiten zur Stabilisierung der transforaminalen Sakrumfraktur vergleichend untersucht.

Aus den Versuchsreihen wurde ein neues Osteosyntheseprinzip unter Verwendung speziell konfigurierter AO-Kleinfragmentimplantate entwickelt. Diese sog. „lokalen", d.h. auf das Os sacrum beschränkten Osteosynthesen konnten zwischenzeitlich in wenigen ausgewählten Fällen erfolgreich klinisch eingesetzt werden.

8.1.1 Klinische Untersuchungen

Das Krankengut der Unfallchirurgischen Klinik der Medizinischen Hochschule Hannover aus den Jahren 1972–1990 wurde analysiert. Es wurden 1695 Patienten mit Verletzungen der Beckenregion mit eigens entwickelten Erfassungsbögen dokumentiert. Dabei wurden sämtliche Akten und die kompletten Röntgenverläufe berücksichtigt. Alle Daten wurden in eine Datenbank aufgenommen

1350 Patienten hatten kombinierte oder isolierte Verletzungen des Beckenrings; in diesem Krankengut wurden 377 Sakrumfrakturen identifiziert (27,9%). Der Anteil der Sakrumfraktur ist im Beobachtungszeitraum steigend. Diese Tatsache war einerseits auf eine steigende Rate an spezifischer Beckendiagnostik zurückzuführen, andererseits war über den Beobachtungszeitraum eine Zunahme der allgemeinen Verletzungsschwere zu beobachten.

8.1.1.2 Begleitverletzungen

Die Sakrumfraktur wird lediglich in 10,6% der Fälle als isolierte Verletzung beobachtet und ist ansonsten immer mit schweren Allgemeinverletzungen kombiniert. Der durchschnittliche PTS betrug für alle Patienten 27,03 Punkte, bei einem Anteil von 42% Schwer- und Schwerstverletzten entsprechend PTS Gruppe III und IV.

Die Letalität ist mit 15,1% hoch; sie ist signifikant mit der Schwere der Allgemeinverletzung, ausgedrückt durch den PTS, korreliert. Die Beckenverletzung war lediglich in 0,8% aller Patienten und 6,1% der verstorbenen Patienten als Haupttodesursache anzusehen.

8.1.1.3 Klassifikation und Nervenschäden

Die Sakrumfrakturen wurden zunächst in der Klassifikation nach Denis et al. unterteilt [32]: Zone I (transalar) 54,4%, Zone II (transforaminal) 36,1% und Zone III (zentral) 9,5%. Die Sakrumfraktur als Teil der Beckenfraktur wurde in 3,7% der Gruppe A, in 50,0% der Gruppe B und 46,3% der Gruppe C (Tile) zugeordnet.

Die retrospektive Analyse der begleitenden Nervenschäden ließ sich in 62,8% auf in den Patientenakten vorliegenden fachneurologischen Befunden stützen; 53 Patienten verstarben, ohne daß neurologische Untersuchungen möglich waren; für 140 Patienten lagen keine Angaben vor.

Zusätzlich wurden alle Frakturverläufe im Sakrum in ein Diagramm eingezeichnet. Typische Frakturlinien wurden in Anlehnung an die Zoneneinteilung nach Denis et al. in Untergruppen angeordnet.

Jeder Frakturlinie wurde eine „Frakturcharakteristik", wie z.B. Trümmerzone, Kompressionsfraktur oder knöcherner Bandausriß, zugeordnet.

Folgende Zusammenhänge wurden festgestellt:

– Die Häufigkeit der Nervenschäden hängt im wesentlichen vom Instabilitätsgrad der Beckenringfraktur (Klassifikation nach Tile) ab, in 2. Linie vom Frakturverlauf im Sakrum [Typ Tile B unter 10% in allen Frakturzonen (Denis I–III), dagegen bei Verletzungen des Typs Tile C 32,6% bei transalarem, 42,9% bei transforaminalem und 63,65% bei zentralem Frakturverlauf].

– Als zusätzliche wichtige Einflußgröße für Nervenverletzungen konnten knöcherne Bandausrisse im Sakrum (33,3% Nervenschäden), Trümmerzonen im Frakturbereich (37,5%) und bilaterale Frakturverläufe (31,8%) identifiziert werden.

Bei den instabilen Beckenverletzungen kommt dem transforaminalen Frakturverlauf mit einer Häufigkeit von 34,2% und einer Rate von begleitenden Nervenschäden von 42,9% der überlebenden Patienten eine besondere Bedeutung zu.

8.1.1.4 Therapie und Ergebnisse

Die Analyse des Therapieverfahrens zeigte, daß auch bei instabilen Frakturtypen der überwiegende Anteil der Patienten konservativ behandelt worden war. Für 115 Patienten nach instabiler Sakrumverletzung lagen radiologische Ausheilungsbilder vor.

Nach konservativer Therapie zeigten 46,6% der Patienten dorsale Fehlstellungen über 1 cm, nach kombinierter ventraler und dorsaler Osteosynthese lediglich bei 1 von 15 Patienten (6,7%) (Osteosynthesefehler).

8.1.2 Biomechanische Untersuchungen

8.1.2.1 Erste Versuchsreihe (Vergleich der Stabilisierungsprinzipien)

Da kein befriedigendes Versuchsmodell zur vergleichenden Untersuchung einer transforaminalen Sakrumfraktur existierte, wurde aus anatomischen Überlegungen heraus folgender Versuchsaufbau neu entwickelt:

Versuchsaufbau

Der komplette Beckenring wurde in einer dem aufrechten Stand entsprechenden Lage im Testrahmen ausgerichtet. Die Krafteinleitung erfolgt einseitig über das Hüftgelenk (Totalendoprothese). Die Kraftmessung erfolgte am in situ belassenen 5. LWK querkraftfrei über eine Kugelspitze und Andruckplatte. Die Lasteinleitung erfolgte über eine manuell betriebene Hydraulik über die Hüftprothese. Das entstehende Drehmoment im Hüftgelenk wurde durch eine Simulation der Hüftabduktoren kompensiert. In dieser Anordnung ließ sich das Becken unter Last waagerecht stabilisieren.

Die Belastung erfolgte in bezug auf das Körpergewicht; es wurden verschiedene Setz- und Belastungszyklen in 3 Belastungsstufen bis zur maximal möglichen Belastung getestet.

Als Modell eines klinisch häufigen Frakturtyps wurde eine Symphysenruptur mit einer einseitigen transforaminalen Sakrumosteotomie kombiniert. Die Symphyse wurde jeweils durch eine 4-Loch-DC-Platte stabilisiert.

Die Dislokationsmessung erfolgte frakturspaltnah mit einem elektromechanischen Goniometersystem. Dazu wurde ein Koordinatensystem in Beziehung auf die Frakturebene und das Sakrum definiert. Der Meßpunkt wurde durch Koordinatentransformation, entsprechend des Ursprungs des Koordinatensystems, in das Zentrum des Pedikels S_1 in der Frakturebene gelegt.

Osteosynthesen

Mit 3 Beckenpräparaten wurde der Versuchsaufbau entwickelt und verschiedene Stabilisierungsprinzipien auf ihre Anwendbarkeit am Os sacrum untersucht (Drahtseile, Cerclagen, verschiedene Fixateur-interne-Systeme).

Zwei erfolgversprechende Prinzipien (Fixateur interne und eine modifizierte Kleinfragmentosteosynthese) wurden in einer vergleichenden Versuchsserie an 6 weiteren Beckenpräparaten gegen das klinisch bewährte Osteosyntheseverfahren der Harrington-Sakralstäbe untersucht.

Ergebnisse

Die gemessenen Translationswerte wurden unter folgenden Parametern verglichen:

Last-Weg-Kurve. Typischer Kurvenverlauf für alle Osteosynthesen mit Setzeffekten am Anfang jeder neuen Belastungsstufe und zunehmender Dislokation nach Überschreiten der „Belastungsgrenze".

Belastungsgrenze. (Definition: *„Lastebene, ab der es mit jeder neuen Lastapplikation gleicher Dimension zu weitergehenden Dislokationen kommt".*) Die Belastungsgrenze lag für die Harrington-Gewindstäbe bei 85%, für die Kleinfragmentosteosynthese bei 74% und für die Fixateur-interne-Stabilisierung bei 58% (signifikanter Unterschied) des Körpergewichts.

Bleibende Dislokation. Die Hauptdislokation war für alle Implantate in der Achse –X zu beobachten (parallel zur Achse der Foramen). Zwischen den einzelnen Osteosynthesen ergaben sich keine Unterschiede. Die durchschnittliche Dislokation bei Überschreiten der Belastungsgrenze lag bei 4 mm in der X-Achse.

Elastizität. Zur Bestimmung der Elastizität wurden lineare Last-Weg-Zyklen vor Erreichen der Belastungsgrenze ausgewählt. Die Elastizität der Harrington-Gewindestäbe (–0,57 mm/100% Körpergewicht) war in der Achse signifikant geringer als die der Kleinfragmentosteosynthese (–2,26 mm/100% Körpergewicht) und der Fixateur-interne-Stabilisierung (–2,43 mm/100% Körpergewicht). In den anderen Achsen ergaben sich keine signifikanten Unterschiede.

Dislokationsrichtung. Alle Osteosynthesen zeigten die größte Fragmentbewegung in der Richtung –X, geringe Verschiebungen waren in Richtung Y zu beobachten, die Dislokationen in Richtung Z bestanden im wesentlichen in Schwankungen um den Nullpunkt.

Die 1. Versuchsserie zeigte, daß mit dem Prinzip der Kleinfragmentosteosynthese eine der klinisch bewährten Methode der Osteosynthese mit Harrington-Gewindestäben vergleichbare Stabilität zu erreichen ist.

Aus den Meßergebnissen und Erfahrungen der ersten Versuchsserie wurde der Prototyp einer speziellen Kleinfragmentsakrumplatte („modifizierte Kleinfragmentplatte") entwickelt und durch die Fa. Stratec Medical (Waldenburg, Schweiz) zur Verfügung gestellt.

Kritik der ersten Versuchsserie

Die Analyse des ersten Versuchsaufbaus zeigte folgende Nachteile:

- Die Lastapplikation über die manuell zu betätigende Hydraulik war relativ ungenau, es kam gelegentlich zu Lastsprüngen.
- Das elektromechanische Goniometersystem ist relativ schwer und voluminös. Die Mechanik ließ sich im Beckenring nur durch aufwendige Befestigungssockel fixieren.

8.1.2.2 Zweite Versuchsreihe (Vergleich „lokaler" Osteosynthesen)

Für die vergleichenden Messungen der 2. Versuchsserie wurde der Versuchsaufbau verbessert:

Modifizierter Versuchsaufbau

- Die Lastapplikation wurde mittels einer computergesteuerten Universalprüfmaschine durchgeführt.
- Die Dislokations- und Rotationsmessung der Fragmente wurde mit einem berührungsfrei elektromagnetisch arbeitendem Meßsystem durchgeführt.

In einer Versuchsserie mit 8 Beckenpräparaten wurden nun 4 Osteosynthesen vergleichend untersucht:

- Harrington-Gewindestäbe (Referenz 1),
- transiliosakrale Verschraubung (Referenz 2),
- Kleinfragmentosteosynthese (unverändert aus der 1. Serie),
- modifizierte Kleinfragmentplatte („lokale" Osteosynthese mit der Prototypplatte).

Die transiliosakrale Verschraubung wurde als 2. Referenz in die Testserie aufgenommen, da sie zwischenzeitlich eine zunehmende klinische Bedeutung gewonnen hatte.

Ergebnisse

Folgende Ergebnisse lassen sich zusammenfassen.

Last-Weg-Kurve. Ähnliches Verhalten aller Osteosynthesen mit primären Setzeffekten, keine Unterschiede zur vorangegangenen Versuchsreihe.

Belastungsgrenze. Keine Unterschiede zwischen den Osteosynthesen, die Belastungsgrenzen liegen höher als in der 1. Versuchsserie (100–114% Körpergewicht), was auf die gleichmäßigere Lastapplikation der Universalprüfmaschine zurückgeführt wurde.

Bleibende Dislokation. Kein signifikanter Unterschied zwischen den Osteosynthesen in den Hauptdislokationsachsen X und Y.

Bleibende Rotation. Vorherrschende Winkelbewegungen sind ein Aufspreizen der distalen Frakturanteile (Winkel α) und der Rotation um die Horizontalachse (Winkel β) signifikanter Unterschied zwischen transiliosakraler Verschraubung (3,01°) und der modifizierten Kleinfragmentplatte (0,19°).

Elastizität. Signifikanter Unterschied zwischen den Harrington-Gewindestäben (0,31 mm/ 100% Körpergewicht) und der modifizierten Kleinfragmentplatte (1,28 mm/100% Körpergewicht) in der X-Achse, ansonsten keine Unterschiede zwischen den Implantaten.

Rotationselastizität. Signifikanter Unterschied zwischen der Kleinfragmentosteosynthese (1,92°) und der transiliosakralen Verschraubung (0,77°) im Winkel β, ansonsten keine Unterschiede zwischen den Osteosynthesen.

Computersimulation. Um die beobachteten Bewegungsabläufe der Frakturflächen besser darstellen zu können, wurden die Meßwerte zur Animation einer 3D-Computersimulation verwendet. Für die einzelnen Osteosynthesen konnten spezifische Bewegungscharakteristiken dargestellt werden.

Dauerbelastungsversuch. Die modifizierte Kleinfragmentplatte wurde einem zyklischen Dauerbelastungsversuch unterzogen. Im gleichen Versuchsaufbau wurden 10 000 Lastzyklen mit 60% des Körpergewichts appliziert. Außer einem maximalen Setzeffekt um 0,9 mm in der X-Achse und einer maximalen bleibenden Rotation von 1° im Winkel β wurden über die Versuchszeit keine weitergehenden Dislokationen und Rotationen beobachtet.

Die Dimensionen der gemessenen Dislokationen und Rotationen sind insgesamt bei allen Osteosynthesen gering. Die beobachteten Unterschiede zwischen den Osteosynthesen sind eher einer implantattypischen Bewegungscharakteristik als einem wesentlichen Unterschied in der Festigkeit der Osteosynthesen zuzuordnen.

Die 2. Versuchsserie zeigte, daß durch Einführung eines neuen Implantats die Stabilität der „lokalen" Osteosynthese in einigen Parametern verbessert werden konnte. Der klinische Einsatz erschien damit gerechtfertigt.

8.1.2.3 Klinische Erfahrungen

Mit dem Prinzip der lokal auf das Os sacrum beschränkten Stabilisation von Sakrumfrakturen konnten bei zwischenzeitlich 13 Patienten erste klinische Erfahrungen gesammelt werden. In 5 Fällen wurden reine Kleinfragmentosteosynthesen durchgeführt. Implantatversagen wurde nicht beobachtet; alle Frakturen kamen zur Ausheilung.

8.2 Schlußfolgerungen

Aus der vorliegenden Untersuchung hervorgehend, wurde zwischenzeitlich ein wesentlich differenzierteres Behandlungsprotokoll der Sakrumfrakturen gefunden. Neben einer standardisierten Vorgehensweise in Primärversorgung und Diagnostik, die ein Übersehen der Sakrumverletzung vermeiden hilft, wurde eine standardisierte Indikationsstellung zur konservativen und operativen Therapie der einzelnen Frakturtypen am Os sacrums eingeführt.

8.2.1 Diagnostik

Folgendes Standardprotokoll wird zur Primärdiagnostik der Becken- und Sakrumverletzung bei allen Polytraumatisierten, bei allen intubierten Patienten und bei allen Patienten mit Verdacht auf eine Beckenfraktur durchgeführt:

Unfallmechanismus

Kurze orientierende Befragung des Rettungsdienstpersonals zur Einschätzung der Schwere und Charakteristik der Gewalteinwirkung.

Klinische Stabilitätsprüfung

Prüfung der Stabilität des Beckenrings für laterale Kompression, Außenrotation und a.-p.-Kompression, bei ansprechbaren Patienten verbunden mit Evaluation der Schmerzpunkte und neurologischem Status. Inspektion der Beckenregion mit besonderer Berücksichtigung von Prellmarken, Weichteilverletzungen, Blutaustritt aus Anus oder Orificium uretrae, ggf. rektale Untersuchung.

Beckenübersichtsaufnahme

Analyse der Aufnahme nach Frakturlinien in den einzelnen Instabilitätssektoren, Unterscheidung von unverschobenen und verschobenen Frakturlinien, Kontrolle der Lineae arcuatae des Sakrums, Suche nach Querfortsatzfrakturen L_5 und knöchernen Bandausrissen am Sakrum.

Aus diesen Befunden erfolgt die Klassifikation der Beckenverletzung mit dem klinischem Untersuchungsbefund in:

A. stabiler Beckenring,
B. Rotationsinstabilität, dorsal keine translatorische Komponente erkennbar,
C. dorsale translatorische Instabilität.

Besteht bei dorsaler translatorischer Instabilität eine Diastase im Bereich des Sakrums oder des SIG über 1 cm, verbunden mit einer nicht durch Verletzung anderer Körperregionen erklärbaren Kreislaufinstabilität, wird notfallmäßig die Beckenzwinge angelegt. Das weitere Management dieser komplexen Beckenverletzung wird entsprechend eines eigenen Protokolls durchgeführt [11, 146].

Ultraschalluntersuchung

Ultraschalluntersuchung des Abdomens auf freie Flüssigkeit und intraabdominelle Organverletzungen, Untersuchung der Blase (Füllungszustand, freie Flüssigkeit) und falls einsehbar, Kontrolle des Retroperitoneums auf Vorliegen eines Hämatoms. Zur Einbindung der Ultraschalluntersuchung in das Verletztenmanagement sei auf weiterführende Untersuchungen hingewiesen [11, 136, 145, 147].

Ergänzende Beckenübersichtsaufnahmen

Liegen nach Analyse der Beckenübersichtsaufnahmen Verletzungen des Typs B oder C vor, ist die Verletzung nicht sicher zu klassifizieren, oder ist bei Verletzungen des Typs A das Sakrum betroffen, werden die eingekippten Aufnahmen nach Pennal et al. [143] durchgeführt (Inlet- und Outleteinstellung).

In der Inletaufnahme wird eine Dorsal- oder Ventralversetzung einer oder beider Beckenhälften analysiert, die gut dargestellte Linea terminalis wird auf Unterbrechungen kontrolliert. Im Bereich des Sakrums wird besonders auf Unterbrechungen bzw. Knickbildungen und Asymmetrien der Linea arcuatae geachtet.

In der Outletaufnahme wird eine Kranialversetzung einer oder beider Beckenhälften analysiert. Im Bereich des Sakrums werden die Linea arcuatae auf Unterbrechungen und Asymmetrien untersucht. Die Begrenzung aller Foramen wird auf Unterbrechungen der knöchernen Begrenzung untersucht, distal auf Bandausrisse des Lig. sacrospinosum geachtet. Abschließend erfolgt die Kontrolle auf evtl. quere Frakturlinien.

Anhand der komplettierten Nativdiagnostik (3 Aufnahmen) wird die Klassifikation des Instabilitätsgrades korrigiert, die Unterklassifikation nach Tile durchgeführt sowie die Frakturlinien in den verschiedenen Beckensektoren beschrieben.

Bestehen isolierte Querfrakturen des Sakrums, wird eine seitliche Sakrumaufnahme angefertigt und die Frakturdislokation und eventuelle Begleitverletzungen durch rektale Untersuchung bestätigt.

CT-Diagnostik

Die CT-Diagnostik des Beckens wird in der Regel aufgrund des Verletzungsmusters nicht als Notfallmaßnahme durchgeführt. Nach Stabilisation des Allgemeinzustands erfolgt die CT-Untersuchung des dorsalen Beckenrings bei allen Verletzungen des Typs B und C sowie bei unklaren Frakturlinien im Bereich des Sakrums. Enge Schichten von mindestens 4 mm sollten zur Untersuchung der Region der SIG Anwendung finden. Bei der Analyse wird besonders auf Kompressionsfrakturen im Bereich der Pars lateralis und der Foramenregion geachtet sowie auf Frakturlinien, die die zentrale Region des Sakrums betreffen. Von besonderem Interesse sind Verlegungen des Sakralkanals oder der Foramen durch Fragmente bzw. Frakturdislokationen in diesem Bereich.

Die Klassifikation der Beckenringinstabilität wird, wenn nötig, korrigiert und die Einteilung der Sakrumfraktur nach Denis vorgenommen.

Rekonstruktionen in verschiedenen Ebenen, besonders dreidimensionale, veranschaulichen den Frakturverlauf. Ein durch den mathematischen Umrechnungsprozeß der dreidimensionalen Darstellung hervorgerufenen Verlust von Details, besonders im Bereich von Trümmerzonen, sollte jedoch beachtet werden.

8.2.2 Therapie

Anhand der biomechanischen Untersuchungen konnte gezeigt werden, daß die Osteosynthesetechnik am hinteren Beckenring um die „Kleinfragmentosteosynthese" am Os sacrum erweitert werden kann.

Allerdings kann erst nach genauer klinischer Nachkontrolle abschließend zu der Wertigkeit dieser neuen Osteosynthesetechnik Stellung genommen werden.

8 Zusammenfassung und Schlußfolgerung

Im Rahmen dieser Untersuchung wurde in Anlehnung an die standardisierten Osteosynthesetechniken am Beckenring, auch für das Os sacrum, ein standardisiertes Therapieprotokoll entwickelt.

Das Hauptziel besteht darin, auch mit einer „minimalen" Osteosynthesetechnik eine maximale Stabilität zu erreichen. Dabei wird möglichst auf die Überbrückung der SIG verzichtet.

Die Stabilität der Osteosynthese muß jedoch in allen Fällen Vorrang vor dem bisher noch hypothetischen Nachteil einer Transfixation der SIG behalten.

Basierend auf den klinischen Erfahrungen und den biomechanischen Untersuchungen der neuen Osteosynthesen wird zwischenzeitlich eine spezifische Therapie bei den einzelnen Verletzungen des Os sacrum durchgeführt. Die standardisierten Osteosynthesemethoden für den Beckenring [147] konnten damit auf eine situationsadaptierte Osteosynthesetechnik am Os sacrum erweitert werden.

Die Therapie orientiert sich im wesentlichen an dem Instabilitätsgrad des Beckens. Verletzungen des **Typs A** werden grundsätzlich konservativ behandelt; lediglich bei stark dislozierten Fragmenten kann sich eine Indikation zur operativen Refixation der Fragmente ergeben (z.B. dislozierte Os-ilium-Fragmente, Abrißfrakturen bei Hochleistungssportlern).

Dislozierte Sakrumquerfrakturen werden möglichst sofort von rektal her unter Bruchspalt- oder kurzer Allgemeinanästhesie reponiert. Bei Repositionsunmöglichkeit und neurologischen Ausfällen wird eine dorsale Laminektomie und Dekompression der Cauda equina durchgeführt. Eine Stabilisierung ist nicht notwendig (Beckenring stabil).

Verletzungen des **Typs B** werden durch eine ventrale chirurgische Beckenringversorgung stabilisiert. Zur Indikationsstellung und Osteosynthesetechnik der einzelnen Verletzungen sei auf eine eigene Untersuchung verwiesen [147].

Im Bereich des Sakrums ergeben sich bei Verletzungen des Typs B nach Tile keine Indikationen zur operativen Therapie. Die bei dieser Verletzungsart in überwiegender Zahl vorliegenden Kompressionsfrakturen des Sakrums führten im eigenen Krankengut nicht zu neurogenen Ausfällen.

Verletzungen des **Typs C** werden operativ durch kombinierte dorsale und ventrale Stabilisierung versorgt. Lediglich der schlechte Allgemeinzustand des Patienten kann trotz bestehender Indikation eine interne Fixation des Sakrums in Bauchlage unmöglich machen. In diesen Fällen wird bei Vorliegen eines Komplextraumas des Beckens die Notfallstabilisierung mit der Beckenzwinge durchgeführt und versucht, schon im Rahmen der Notfallaparatomie eine interne Fixation zu erreichen. Im Bereich der Sakrumfrakturen ist das jedoch aufgrund der Notwendigkeit zur Stabilisierung von ventral nur bei transsakralen Sakroiliakalluxationen möglich, wenn ein ausreichender Anteil der Pars lateralis stabil ist. Ansonsten wird die Zwinge belassen und zum frühest möglichen Zeitpunkt von dorsal stabilisiert. Auf eine Dislokation der Zwinge und eine mögliche Überkompression bei Trümmerfrakturen muß unbedingt durch kurzfristige klinische und radiologische Kontrollen geachtet werden!

Folgende Verfahren der internen Fixation werden z.Z. zur Stabilisierung der instabilen Sakrumfraktur eingesetzt (Abb. 87).

Frakturtyp			
0	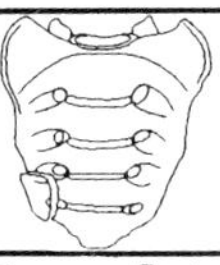		
I	Interne Stab. Beckenring (Luxationsfx Becken)		
II	Fragment klein: ventrale SI-Verplattung ansonsten: quere Platte Ilium auf Ala-Gegenseite	quere Plattenostosynthese Ilium auf Ala-Gegenseite	
III	lokale Osteosynthese Trümmerzone: quere Platte Ala zu Ala	lokale Osteosynthese Trümmerzone: quere Platte Ala zu Ala	
IV	quere Platte Ala zu Ala	konservativ ggf. Dekompression	quere Platte Ala zu Ala
	quere Platte Ala zu Ala Trümerzonen ggf. Ilium zu Ilium		

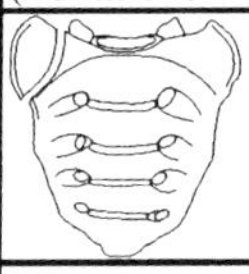

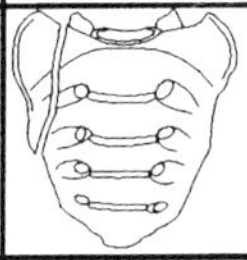

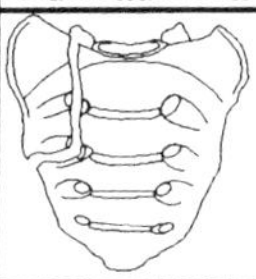

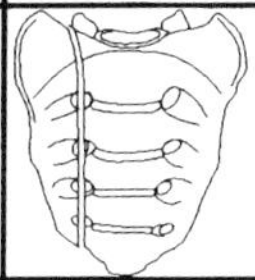

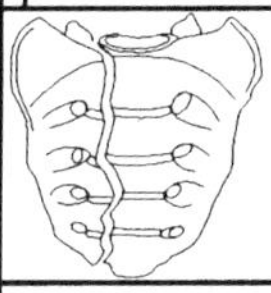

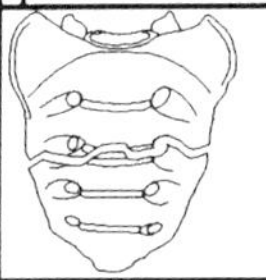

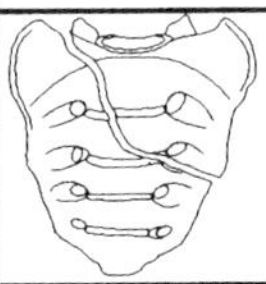

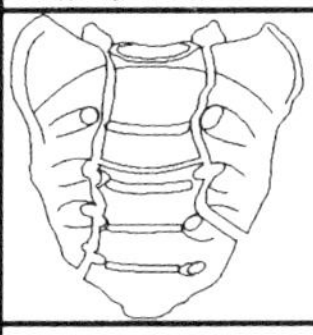

Abb. 87. Synopsis der Therapie der instabilen Sakrumfraktur. Übersichtstabelle über die im derzeitigen Therapiekonzept zur internen Stabilisierung der Sakrumfrakturen angewendete Stabilisierungsverfahren in Verbindung mit den verschiedenen Frakturtypen. Prinzipiell wird eine Überbrückung der SIG vermieden. Dieses Konzept muß jedoch bei Vorliegen von Trümmerzonen oder sehr nahe an das SIG heranreichenden Frakturen durchbrochen werden. Wenn möglich, wird nur das betroffene Gelenk transfixiert.
Die Stabilität der Osteosynthese muß jedoch das führende Prinzip sein, das im Zweifelsfall über den potentiellen Nachteil einer SIG-Überbrückung gestellt werden muß.

Transalare Frakturen

Betrifft die transalare Fraktur als Teil einer transiliosakralen Luxationsfraktur das Sakrum nur mit einem kleinen dorsalen Fragment, führen wir die Stabilisierung mit ventraler Plattenosteosynthese über einen anterolateralen Zugang durch [147]. Das Sakrumhauptfragment muß jedoch ausreichend Platz für die Verankerung von 2 Platten bieten. Diese Grundvoraussetzung muß in jedem Fall durch ein präoperatives CT abgeklärt werden.

Bei transalaren Frakturen, die eine komplette Unterbrechung der Pars lateralis des Sakrums beinhalten, sowie bei Trümmerzonen dieser Zone läßt sich eine Fixation nur durch eine das SIG übergreifende Methode erreichen. Im eigenen Vorgehen bevorzugen wir die Stabilisierung mit 2 queren AO-DC- oder Rekonstruktionsplatten (s. Abb. 7). Auf der verletzten Seite erfolgt die Fixation im Ilium, auf der Gegenseite wird die Platte ohne Überbrückung des SIG in der Pars lateralis des Sakrums verankert. Sind Trümmerzonen zu überbrücken, wirken die Platten als „Distraktionsosteosynthese", d.h., durch Wiederherstellung der natürlichen Sakrumbreite wird eine Überkompression der Nervenwurzeln in der Trümmerzone vermieden. Die transiliosakrale Verschraubung wird im eigenen Vorgehen aufgrund der direkten Penetration des SIG und der Gefahr der Überkompression und Schraubenfehllage nicht mehr angewendet.

Transforaminale Frakturen

Transforaminale Sakrumfrakturen werden, wenn möglich, durch Osteosynthesen mit modifizierten Kleinfragmentimplantaten stabilisiert. Die Fraktur wird über einen einzelnen longitudinalen Zugang von dorsal her freigelegt, durch vorsichtige Spreizung der Frakturflächen hat man eine gute Übersicht über den nach ventral austretenden Plexus sacralis mit der Möglichkeit der Nervendekompression. Eine iatrogene Verletzung des sakralen Venenplexus muß dabei unbedingt vermieden werden!

In Höhe des 1. Sakralkörpers wird eine zugeschnittene AO-H-Platte (3 Loch) über die Fraktur gelegt. Nach medial wird eine 3,5-mm-Schraube transpedikulär in Richtung auf das Promontorium im Körper S_1 verankert. Nach lateral werden 2 3,5-mm-Schrauben durch die Pars lateralis des Sakrums hindurch, parallel zum SIG positioniert. Auf die vorsichtige Penetration der ventralen Kortikalis ist zu achten, um die gute Haltekraft der in diesem Bereich sehr kräftigen Kortikalis auszunützen. Diese Verplattung in Höhe des 1. Sakralkörpers wird durch eine weitere Platte möglichst weit distal am Sakrum ergänzt. Diese 2. Überbrückung der Fraktur ist notwendig, um der Spreizung des distalen Frakturanteils unter Last vorzubeugen. Die distale Stabilisierung richtet sich nach dem Frakturverlauf. Bei nach lateral auslaufenden Frakturtypen kann eine direkte Verschraubung mit 3,5-mm-Zugschrauben gewählt werden. Läuft die Frakturlinie auch distal nach transforaminal, wählen wir die Verplattung mit einer angeformten 3,5-mm-1/3-Rohrplatte oder einer weiteren H-Platte. Die Schrauben finden in der in diesem Bereich sehr harten Kortikalis des distalen Sakrums guten Halt. Da in Höhe S_3 und S_4 nur noch geringe Anteile des Raums des Zentralkanals, aber auch der Neuroforamen von Nerven ausgefüllt sind, ist bei der Verwendung eines oszillierenden Bohrers eine iatrogene Nervenverletzung unwahrscheinlich.

Zentrale Frakturen

Bei zentralen Frakturverläufen und bilateralen Frakturen werden quere Plattenosteosynthesen mit 3,5-mm-DC-Platten oder Rekonstruktionsplatten eingesetzt. Die Überquerung der SIG wird in Abhängigkeit des Frakturverlaufs, wenn immer möglich, vermieden.

8.3 Ausblick

Die Erfahrungen in der vorliegenden Studie konnten zeigen, daß die Sakrumfraktur eine noch vielfach unbeachtete Verletzung ist, die aber durchaus zu dauernden Behinderungen führen kann.

Inwieweit durch das Prinzip einer frühen operativen Intervention, mit Durchführung einer evtl. notwendigen Nervendekompression und gleichzeitiger interner Stabilisierung der Fraktur, eine Verbesserung der Behandlungsergebnisse zu erzielen ist, ist nur im Rahmen von klinisch prospektiven Studien zu klären.

Die anatomisch komplexe Situation des hinteren Beckenrings, und hier speziell des Os sacrums, läßt dabei einen primär multidisziplinären Ansatz mit z.B. urologischer und neurologischer Beteiligung für unbedingt notwendig erscheinen.

Die relative Seltenheit dieser Verletzung läßt auch einen multizentrischen Ansatz sinnvoll erscheinen, entsprechende Untersuchungen im Rahmen der Arbeitsgruppe Becken der Deutschen Sektion der AO-International und der Deutschen Gesellschaft für Unfallchirurgie wurden zwischenzeitlich begonnen.

# Anhang A: Erhebungsbögen zur klinischen Dokumentation der Sakrumfrakturen

Aus der vorliegenden klinischen Studie entwickelt, wurden die Dokumentationsbögen zur prospektiven Erfassung im Rahmen einer multizentrischen Studie der Arbeitsgruppe Becken in der Deutschen Gesellschaft für Unfallchirurgie übernommen und weiterentwickelt.

Es handelt sich um ein in Anlehnung an das Dokumentationssystem der AO entwickeltes System von Erfassungsbögen. Alle Beckenfrakturen werden auf dem Basisbogen erfaßt (Abb. 88), für spezielle Fragestellungen bei den Sakrumfrakturen wurde der Bogen „Sakrumverletzungen" entwickelt (Abb. 89).

Nachdem ihre Anwendung in der vorliegenden retrospektiven Untersuchung geprüft wurde, werden zur Zeit weitere Modifikationen im Rahmen einer prospektiven Untersuchung vorgenommen.

Anhang A: Erhebungsbögen zur klinischen Dokumentation der Sakrumfrakturen 145

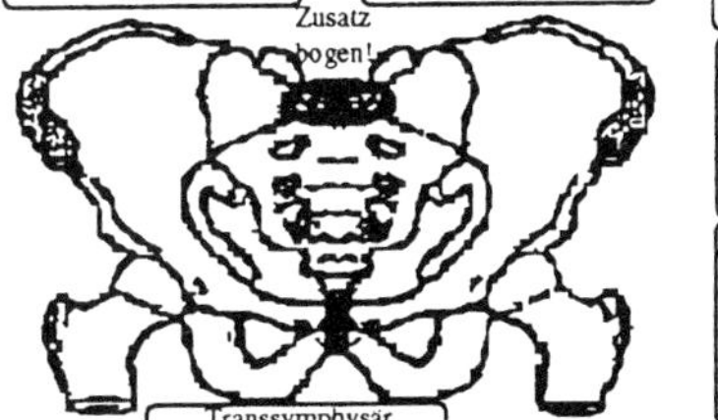

Abb. 88. Erhebungsbogen Beckenfrakturen allgemein

Arbeitsgruppe Becken in der Deutschen Sektion der AO International
Studie Beckenverletzungen

Bogen 4

Diesen Bogen bei Sakrumfrakturen ausfüllen. Vorher in jedem Fall einen Basisbogen A anlegen. Markieren Sie bitte mindestens ein Feld pro Zeile, bei Unsicherheiten bzw. Ergänzungen " Klartext " markieren und Erläuterungen unter Zeilenangabe auf der Rückseite eintragen.
Patientenidentifikation (Aufkleber) nur auf dem in der Akte verbleibendem Bogen !

Aufkleber oder ID (verbleibt in der Akte !)

Kliniknummer
Fallnummer
Aufnahme-Datum

1. Zeitpunkt Diagnose der Sakrumfraktur	primär	< 3 d	4d - 6 d	1W -6W	Nach-kontrolle			unbekannt / Klartext
2. Diagnostik	Rö.a.p.	Rö. seitlich	Rö.Inlet	Rö.Outlet	2 D-C.T.	3 D-CT	Tomo.	Klartext

3. Frakturverlauf

rechts / links
Querfortsatz
transalar
transforaminal
zentral

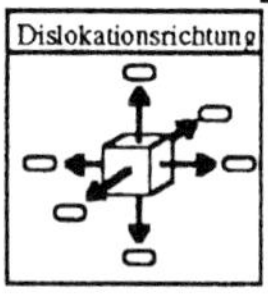

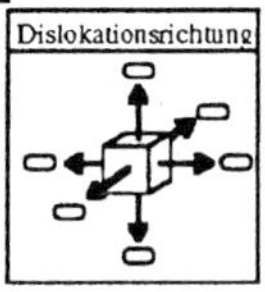

Dislokationsrichtung

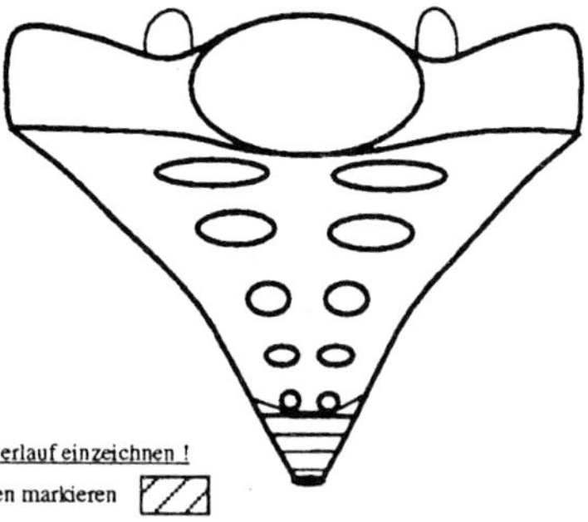

Bitte Frakturverlauf einzeichnen !
Trümmerzonen markieren

4. Neurol. Ausfälle prim	keine Ausfälle	L 5	S 1 mot	S 1 sens	Sens. perianal	Sph. Blase	Sph. Rektum	unbekannt / Klartext
5. Blutbedarf bis Op (Anzahl Konserven)	0	1	2	3	4	5 - 10	11-20	> 20 / unbekannt / Klartext
6. Therapie/Zeitpunkt	konservativ	operativ	< 24 h	24h - 71h	3 d - 6 d	7 d - 13 d	2 W - 4 W	> 4 W / unbekannt / Klartext
7. Ursache späte Op	entfällt	Allg. Zustand	Haut lokal					unbekannt / Klartext
8. Intra Op Befund	entfällt	Lig. zerissen	Trümmerzone	Kont. Wurzel	Zerr. L5 Wurz.	Zerr. S1 Wurz.	Zerr. S2 Wurz.	Zerr. S3 Wurz. / unbekannt / Klartext
9. Op Maßnahmen	entfällt	Wurzel freigelegt	De-kompress	Spongiosa				unbekannt / Klartext
10. Osteosynthese	entfällt	2Sakr. Gew.Stäb.	IS-Verschraub	DCP 4.5mm 2 X	Cobra Platte	Reko Platte	Klein Implant *	andere * / unbekannt / Klartext
11. Ergebnis Reposition	entfällt	anatomisch	vert. < 1cm	vert. > 1 cm	a.p. < 1 cm	a.p. > 1 cm		unbekannt / Klartext
12. Neurol. Ausfälle p.Op	keine Ausfälle	L 5	S 1 mot	S 1 sens	S 2 mot	Sens. perianal	Sph. Blase	Sph. Rektum / unbekannt / Klartext
13. Komplikationen	keine	Wund heilung	Infekt	Aus-riß Impl.	Thrombose	Embolie	Re-dislokation	andere * / unbekannt / Klartext
14. Therapie Komplikat.	keine	lokal kons.	Revision	Re-osteosynth	andere*			unbekannt / Klartext
15. Nachkontrolle	keine	6 Wo n. Unfall	> 3 Monate	> 6 Monate				unbekannt / Klartext
16. Beschw. bei NK (nur Sakrum)	keine	Bel. Schmerz	Ruhe-Schmerz	Beinl. Diff < 1cm	Beinl. Diff > 1cm			unbekannt / Klartext
17. Neurol. Ausfälle NK	keine Ausfälle	L 5	S 1 mot	S 1 sens	Sens. perianal	Sph. Blase	Sph. Rektum	Impotenz / unbekannt / Klartext
18. Rö. Nachkontrolle	keine	vert. anatomisch	vert. < 1cm	a.p. > 1 cm	a.p. < 1 cm	> 1 cm		unbekannt / Klartext

*: Bitte Kopie OP Bericht beilegen

© MHH UCH / AO

Abb. 89. Erhebungsbogen Sakrumfrakturen

Anhang B: Flächendarstellung der 3D-Bewegungsanalyse aus den biomechanischen Daten

Flächendarstellung der 3D-Bewegungsanalyse der vergleichenden biomechanischen Untersuchung der Gewindestabosteosynthese, der Kleinfragmentosteosynthese, der modifizierten Kleinfragmentplatte und der transiliosakralen Verschraubung (Abb. 90–94).

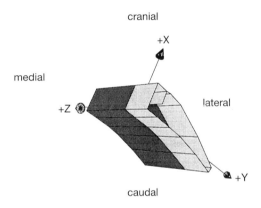

Abb. 90. Ansicht in Nullstellung (anatomische Reposition der Fragmente)

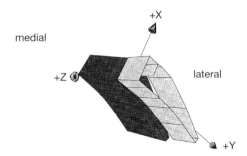

Abb. 91. Typische Ansicht nach Maximalbelastung der Gewindestabosteosynthese

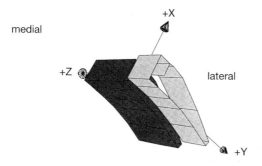

Abb. 92. Typische Ansicht nach Maximalbelastung der Kleinfragmentosteosynthese

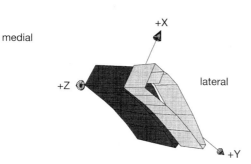

Abb. 93. Typische Ansicht nach Maximalbelastung der Osteosynthese mit modifizierter Kleinfragmentplatte

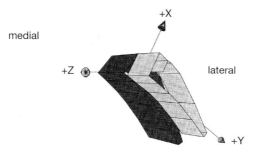

Abb. 94. Typische Ansicht nach Maximalbelastung der transiliosakralen Verschraubung

Anhang C: Bewertungsschema zur zusammenfassenden Beurteilung des Spätergebnisses nach Beckenfrakturen

„Bewertungskriterien" zur Beurteilung nach Beckenfrakturen in Anlehnung an die Kriterien der Arbeitsgruppe Becken der Deutschen Sektion der AO International und der Deutschen Gesellschaft für Unfallchirurgie

Punkte	I. Radiologisches Resultat (maximal 3 Punkte)
3	• Posterior anatomische Heilung • Fehlstellung vorderer Beckenring-Symphyse < 5 mm und/oder • Maximale Fehlstellung Scham-/Sitzbein < 10 mm
2	• Maximale posteriore Fehlstellung 5 mm und/oder • Maximale Fehlstellung vorderer Beckenring-Symphyse 6–10 mm und/oder • Maximale Fehlstellung Scham-/Sitzbein 10–15 mm
1	• Posteriore Fehlstellung > 5 mm und/oder • Fehlstellung vorderer Beckenring-Symphyse >10 mm und/oder • Maximale Fehlstellung Scham-/Sitzbein > 15 mm

Punkte	II. Klinisches Resultat (maximal 4 Punkte)
4	• Keine Schmerzen • Kein neurologisches Defizit • Kein urologisches Defizit • Keine funktionelle Einschränkungen
3	• Schmerzen nach intensiver Belastung, keine Analgetika • Leichte funktionelle Einschränkungen (gelegentlich Hinken) • Leichte sensible Nervenstörungen, subjektiv nicht störend
2	• Nach Belastung immer Schmerzen, gelegentlich Analgetika • Deutliche Funktionsbehinderung (Hinken, Gehstock) • Motorische Nervenstörungen nicht behindernd und/oder ausgedehntere Sensibilitätsstörungen ohne Verlust der Schutzsensibilität • Miktionsstörungen ohne Restharnbildung und/oder erektile Dysfunktion oder andere Sexualstörungen, die subjektiv nicht behindernd empfunden werden
1	• Dauerschmerzen, Ruheschmerzen, häufig Analgetika • Dauerhafte beckenbedingte Benutzung von Gehstützen oder Rollstuhl • Behindernde motorische Nervenstörungen und/oder sensible Störungen mit Verlust der Schutzsensibilität • Miktionsstörungen mit Restharnbildung und/oder subjektiv behindernder erektiler Dysfunktion oder anderen Sexualstörungen • Blasen- oder Mastdarminkontinenz

III. „Restitutio" (maximal 3 Punkte)	
3	• Unveränderte Berufstätigkeit wie vor Unfall • Freizeit und Sportverhalten unverändert • Unveränderte soziale Situation
2	• Eingeschränkte Tätigkeit im alten Beruf • Umschulung im Gange oder abgeschlossen • Verminderter sportlicher Aktivitätsgrad • Leichte Einschränkungen in sozialen Kontakten • Gelegentliche externe Hilfe erforderlich
1	• Unfallbedingt berufsunfähig oder Behindertentätigkeit • Deutlich eingeschränkte Freizeitaktivitäten, kein Sport • Sozial deutlich eingeschränkt oder desintegriert • Häufig fremde Hilfe erforderlich

Zusammenfassende Beurteilung der Summe aus I und II als „Ergebnis Becken":
7 Punkte *„sehr gut"*, 6 Punkte *„gut"*, 5 und 4 Punkte *„befriedigend"*, 3 und 2 Punkte *„schlecht"*

Literatur

1. Abel MS (1985) Jogger's fracture and other stress fractures of the lumbo-sacral spine. Skeletal Radiol 13: 221–227
2. An K, Jacobsen M, Berglund L, Chao E (1988) Application of a magnetic tracking device to kinesiologic studies. J Biomech 21: 613–620
3. Asher A, Strippgen W (1985) Anthropometric studies of the human sacrum related to dorsal transsacral implant design. Clin Orthop 203: 58–62
4. Balandic R (1871) Über die Beweglichkeit in den Gelenken des schwangeren Beckens. Tageblatt der 44. Vers Dtsch Naturforscher und Ärzte. Rostock
5. Balseiro J, Brower AC, Ziessmann HA (1987) Scintigraphic diagnosis of sacral fractures. Am J Roentgenol 148: 111–113
6. Bell A, Smith R, Brown T, Nepola J (1988) Comparative study of the Orthofix and Pittsburgh frames for external fixation of unstable pelvic ring fractures. J Orthop Trauma 2: 130–138
6a. Benninghoff A, Goerttler K (1975) Lehrbuch der Anatomie des Menschen, Bd. 1 (Hrsg: Ferner H, Staubesand J). Urban & Schwarzenberg, München Berlin Wien
7. Berner W (1986) Biomechanische Untersuchungen am Sakroiliakalgelenk, Topographie, Beanspruchung und operative Stabilisierung. Habilitationsschrift, Universität Hannover
8. Berner W, Oestern H-J Sorge J (1982) Ligamentäre Beckenringverletzungen, Behandlung und Spätergebnisse. Unfallheilkunde 85: 377–387
9. Bonin J (1945) Sacral fractures and injuries to the cauda equina. J Bone Joint Surgery 27: 113–127
10. Borell U, Fernström I (1957) The movements at the sacro-iliac joints and their importance to changes in the pelvic dimensions during parturition. Acta Obstet Gynecol Scand 36: 42–57
11. Bosch U, Pohlemann T, Haas N, Tscherne H (1992) Klassifikation und Management des komplexen Beckentraumas. Unfallchirurg 95: 189–196
12. Brahme S, Cervilla V, Vint V, Cooper K, Kortmann K, Resnick D (1990) Magnetic resonance appearance of sacral insufficiency fractures. Skeletal Radiol 19: 489–493
13. Brooke R (1923) The sacro-iliac joint. J Anat 58: 299–305
14. Brown T, Stone J, Schuster J, Mears D (1982) External fixation of unstable pelvic ring fractures: comparative rigidity of some current frame configurations. Med Biol Eng Comput 20: 727–733
15. Browner BD, Cole JD, Graham JM, Bondurant FJ, Nunchuck BS, Colter HB (1987) Delayed posterior internal fixation of unstable pelvic fractures. J Trauma 27: 998–1006
16. Buchholz R (1981) The pathological anatomy of malgaigne fracture-dislocations of the pelvis. J Bone Joint Surg [Am] 63: 400–404
17. Bucknill T, Blackburne J (1976) Fracture-dislocation of the sacrum, report of three cases. J Bone Joint Surg [Br] 58: 467–470
18. Burgess A, Eastridge B, Young et al. (1990) Pelvic ring disruptions: effective classification systems and treatment protocols. J Trauma 30: 848–856
19. Byrnes D, Russo G, Ducker T, Cowley R (1977) Sacrum fractures and neurological damage. J Neurosurg 47: 459–462
20. Carl A, Delman A, Engler G (1985) Displaced transverse sacral Fractures. A case report, review of the literature, and the CT-scan as an aid in management. Clin Orthop 194: 195–198
21. Carter S (1987) Stress fracture of the sacrum: brief report. J Bone Joint Surg [Br] 69: 843–844
22. Cherin P, Ziza J, Laredo J, Bletry O, Godeau, P (1990) Un diagnostic à connaître: la fracture de contrainte du sacrum. Rev Méd Inter 11: 163–164

23. Colachis SJ, Worden R, Bechtol C, Strohm B (1963) Movement of the sacro-iliac joint in the adult male; a preliminary report. Arch Phys Med Rehab 44: 490–498
24. Conolly W, Hedber E (1969) Observations on fractures of the pelvis. J Trauma 9: 104–111
25. Dabezies E, Millet C, Murphy C, Acker J, Robicheaux R, D'Ambrosia R (1989) Stabilization of sacroiliac joint disruption with threated compression rods. Clin Orthop 246: 165–171
26. Dahmen G, Korn U, Weichel K (1979) Spätkomplikationen nach Luxationen und Frakturen im Beckenbereich. Arch Orthop Trauma Surg 94: 11–19
27. Dahners L, Jacobs R, Jayraman G, Cepulo A (1984) A study of external skeletal fixation system for unstable pelvic fractures. J Trauma 24: 876–881
28. Daum W, Tencer A, Cartwright T, Simmons D, Woodard P, Koulisis C (1988) Pull-out strength of bone screws at various sites about the pelvis – a preliminary study. J Orthop Trauma 2: 229–233
29. De S, McCreath S (1981) Lumbosacral fracture-dislocation. J Bone Joint Surg [Br] 63: 58–60
30. De S, Neff J (1985) Pubic and sacral insufficiency fractures: clinical course and radiologic findings. Am J Roentgenol 145: 601–606
31. De Smet A, Neff J (1985) Pubic and sacral insufficiency fractures: clinical course and radiologic findings. Am J Roentgenol 145: 601–606
32. Denis F, Steven D, Comfort T (1988) Sacral fractures: an important problem, retrospective analysis of 236 cases. Clin Orthop 227: 67–81
33. gestrichen
34. Dolati B, Beck E (1988) Operative Versorgung des hinteren Beckenrings durch elastische Stabilisierung. Unfallchirurgie 14: 199–203
35. Domisse G. (1960) Diametric fractures of the pelvis. J Bone Joint Surg [Br] 42: 432–443
36. Dowling T, Epstein JA, Epstein NE (1985) S_1–S_2 sacral fracture involving neural elements of the cauda equina. A case report and review of the literature. Spine 10: 851–853
37. Duncan J (1854) The behaviour of the pelvic articulations in the mechanism of parturition. Dublin quart J Med Sci 18: 60–69
38. Ecke H, Hofmann D (1986) Indikation und Technik der Osteosynthese bei Beckenringverletzungen: Zuggurtung. Hefte Unfallheilk 181: 581–582
38a. Ecke H, Burger H, Hofmann D, Nazari P, Maier K (1984) Stabilitätsprüfung verschiedener Osteosyntheseverfahren nach Symphysenruptur und Sprengung der Ileosacralfuge. Langenbecks Arch Chir 195–199
39. Edeiken-Monroe B, Browner BD, Jackson H (1989) The role of standard roentgenograms in the evaluation of instability of pelvic ring disruption. Clin Orthop 240: 63–76
40. Egbers H, Schroeder L, Havemann D, Böhmer H (1984) Indikation für die äußere Stabilisation von Beckenringfrakturen. Hefte Unfallheilk 164: 292–293
41. Egund N, Olson T, Schmid H, Srelvik G (1978) Movements in the sacroiliac joints demonstrated with roentgen stereophotometry. Acta Radiol Diagn 19: 833–846
42. Fardon D (1976) Displaced fracture of the lumbosacral spine with delayed cauda equina deficit. Report of a case and review of the literature. Clin Orthop 120: 155
43. Fardon D (1979) Displaced fracture of the sacrum with nerve root injury: report of a case with successful operative management. J Trauma 192: 119
44. Fardon D (1980) Intrasacral meningocele complicated by transverse fracture. J Bone Joint Surg [Am] 62: 839–841
45. Feneis H (1939) Belastungsversuche am Beckenpräparat. Anat Anz 88
46. Ferris B, Hutton P (1983) Anteriorly displaced transverse fracture of the sacrum at the level of the sacro-iliac joint. J Bone Joint Surg [Am] 65: 407
47. Fick (1911) Spezielle Gelenk- und Muskelmechanik, 3. Teil. In: Handbuch der Anatomie und Mechanik der Gelenke unter Berücksichtigung der bewegenden Muskeln. Jena
48. Fisher R (1988) Sacral fracture with compression of cauda equina: surgical treatment. J Trauma 28: 1678–1680
49. Flint L, Brown A, Richardson D, Polk H (1979) Definitive control of bleeding from severe pelvic fractures. Ann Surg 189: 709–716
50. Flory P, Trentz O, Bühren V, Seiler H, Potulski M (1985) Management der komplexen Beckenverletzung. Aktuel Traumatol 15: 139–144
51. Fountain S, Hamilton R, Jameson R (1977) Transverse fractures of the sacrum. J Bone Joint Surg [Am] 59: 486–489

52. Frederickson B, Hansen A, Miller H (1982) Treatment of painful long-standing displaced fracture-dislocation of the sacrum – a case report. Clin Orthop 166: 93–95
53. Frigerio N, Stowe R, Howe J (1974) Movement of the sacroiliac joint. Clin Orthop 100: 370–377
54. Fröhlich P, Barnbeck F (1987) Fixateur externe am Becken. Indikation, Montage und Ergebnisse. Zentralbl Chir 112: 1501–1507
54a. Froman C, Stein A (1967) Complicated crushing injuries of the pelvis. J Bone Joint Surg [Br] 49: 24–32
55. Furey W (1942) Fractures of the pelvis with special reference to associated fractures of the sacrum. Am J Roentgenol 157: 89
56. Ganz R, Krushell R, Jakob R, Küffer J (1991) The antishock pelvic clamp. Clin Orthop 267: 71–78
57. Gertzbein S, Chenoweth D (1977) Occult injuries of the pelvic ring. Clin Orthop 128: 202–207
58. Gibbons K, Soloniuk D, Razack N (1990) Neurological injury and patterns of sacral fractures. J Neurosurg 72: 889–893
59. Gill K, Buchholz R (1984) The role of computerized tomographic scanning in the evaluation of major pelvic fractures. J Bone Joint Surg [Am] 66: 34–39
60. Goldstein A, Phillips T, Sclafani S et al. (1986) Early open reduction and internal fixation of the disrupted pelvic ring. J Trauma 26: 325–333
61. Goodell C (1966) Neurological deficits associated with pelvic fractures. J Neurosurg 24: 837–842
62. Gulik v T, Raaymakers E, Broekhuizen A, Karthaus A (1987) Complications and late therapeutic results of conservatively managed, unstable pelvic ring disruptions. Neth J Surg 39: 175–178
63. Gunterberg B (1976) Effects of major resection of the sacrum. Acta Orthop Scand [Suppl] 162: 1–38
63a. Gunterberg B, Goldie I, Slätis P (1978) Fixation of pelvic fractures and dislocations. Acta Orthop Scand 49: 278–286
64. Gylling SF, Ward RE, Holcroft JW, Bray TJ, Chapmann MW (1985) Immediate external fixation of unstable pelvic fractures. Am J Surg 150: 721–724
65. Haller J, Kindynis P, Resnick D, Murray WT, Cervilla V (1989) Fatigue fracture of the sacrum: a case report. Can Assoc Radiol J 40: 277–27
66. Halpenny S, McLaren A, Rorabeck C (1986) Late sequelae of pelvic fractures. Orthop Trans 10: 440–441
67. Harrington P, Tullos H (1969) Reduction of severe spondylolisthesis in Children. South Med J 62: 1
68. Harrington P, Dickson J (1976) Spinal instrumentation in the treatment of severe progressive spondylolisthesis. Clin Orthop 117: 157–163
69. Haslhofer L (1931) Die Untersuchungen über die Gelenke des Beckenrings mit besonderer Berücksichtigung ihrer Veränderungen durch Schwangerschaft und Geburt. Arch Gynäkol 147: 169–303
70. Havemann D, Schroeder L (1982) Behandlung von Beckenringfrakturen mit Fixateur externe. Aktuel Traumatol 12: 83–85
71. Hawkins L, Pomerantz M, Eisemann B (1970) Laparatomy at the time of pelvic fracture. J Trauma 10: 619–623
72. Heckman J, Keats P (1978) Fracture of the sacrum in a child. A case report. J Bone Joint Surg [Am] 60: 404
73. gestrichen
74. Henderson R (1989) The long-term result of nonoperatively treated major pelvic disruption. J Orthop Trauma 3: 41–47
75. Henderson R, Nepola J, JG C (1986) Anterior-posterior traumatic pelvic disruption: an evaluation of the long-term orthopedic complications. Orthop Trans 10: 440
76. Herron L, Williams R (1984) Fracture-dislocation of the lumbosacral spine. Clin Orthop 186: 205–211
77. Heuck F, Schneider R (1985) Detection of occult fractures of the pelvic bones by roentgen computed tomography. Radiologe 25: 114–120
78. Hoepke H, Kantner M (1971) Das Muskelspiel des Menschen. Fischer, Stuttgart
79. Hoffmann R, McKellop H, Sarmiento A, Lu B, Ebramzadeh E (1991) Dreidimensionale Messung von Frakturspaltbewegungen. Biomechanische Studie an experimentellen Unterschenkelfrakturen mit ventralem Klammerfixateur und Ringfixateur. Unfallchirurg 94: 395–400

80. Hofmann G (1988) Die Behandlung frischer Frakturen und Luxationen am Becken mit dem Fixateur externe. Z Unfallchir Versmed Berufskr
81. Huittinen V, Slätis P (1972) Fractures of the pelvis. Acta Chir Scand 138: 563–569
82. Huittinen V, Slätis P (1972) Nerve injury in double vertical pelvic fractures. Acta Chir Scand 138: 571–575
83. Huittinen V, Slätis P (1973) Postmortem angiography and dissection of the hypogastric artery in pelvic fractures. Surgery 73: 454–462
84. Isler B (1990a) Lumbosacral lesions associated with pelvic ring injuries. J Orthop Trauma 4: -6
85. Isler B, Ganz R (1990b) Klassifikation der Beckenringverletzung. Unfallchirurg 93: 289–302
86. Jackson H, Kam J, Harris J (1982) The sacral arcuate lines in upper sacral fractures. Radiology 145: 35–39
87. Kahle W (1991) Nervensystem und Sinnesorgane. Taschenatlas der Anatomie. Thieme, Stuttgart New York
88. Kane W (1984) Fractures of the pelvis. Fractures in adults. Lippincott, Philadelphia
89. Kellam J (1989) The role of external fixation in pelvic disruptions. Clin Orthop 241: 66–82
90. Klein G (1891) Zur Biomechanik des Iliosakralgelenkes. Z Geburtshilfe Gynäkol 21: 74–118
91. Krueger P, Euler E, Raderschaft M et al. (1986) Vergleichende experimentelle und klinische Untersuchungen verschiedener stabilisierender Osteosynthesetechniken im dorsalen Beckenbereich. Hefte Unfallheilk 181: 625–626
92. Krüger P, Hartge S, Schweiberer L (1989) Wandel und Fortschritte in der operativen Behandlung von Frakturen des Beckenrings und des Acetabulums. Orthopädie 18: 171–179
93. Laasonen, EM (1977) Missed sacral fractures. Ann Clin Res 9: 84–87
94. Labitzke R (1982) Drahtseile und intraossäre Druckverteilungshülsen in der Chirurgie. Chirurg 53: 741–743
95. Lafollette B, Levine M, McNiesh L (1986) Bilateral fracture-dislocation of the sacrum – a case report. J Bone Joint Surg [Am] 66: 1099–1101
96. Lam C (1936) Nerve injury in fractures of the pelvis. Ann Surg 104: 945–951
97. Lansinger O, Karlsson J, Berg U, Mare K (1984) Unstable fractures of the pelvis treated with a trapezoid compression frame. Acta Orthop Scand 55: 325–329
98. Lavignolle B, Vital J, Senegas J et al. (1983) An approach to the functional anatomy of the sacroiliac joints in vivo. Anat Clin 5: 169–176
99. Lehmann J (1934) Luxation einer Beckenhälfte. Zentralbl Chir 37: 2149–2152
100. Lehmann U (1990) Belastungsmessung an der Symphysis pubis, normale Belastung und Plattenosteosynthese. Inauguraldissertation, Medizinische Hochschule Hannover, Hannover
101. Letournel E, Judet R (1981) Fractures of the Acetabulum. Springer, Berlin Heidelberg New York
102. Lippert H (1979) Anatomie, Text und Atlas. Urban & Schwarzenberg, München Wien Baltimore
103. Looser K, Crombie H (1976) Pelvic fractures: an anatomic guide to severity of injury. Review of 100 cases. Am J Surg 132: 638–645
104. Lundin B, Björkholm E, Lundell M, Jacobsson H (1990) Insufficiency fractures of the sacrum after radiotherapy for gynaecological malignancy. Acta Oncol 29: 211–215
105. Luschka H (1854) Die Kreuzdarmbeinfuge und die Schambeinfuge des Menschen. Arch Path Anat Physiol Klin Med 7: 299–316
106. Malgaigne J (1847) Traites des fractures et des luxations. Balliere, Paris
107. Marcus R, Hansen A (1984) Bilateral fracture-dislocation of the sacrum. J Bone Joint Surg [Am] 66: 1297–1299
108. gestrichen
109. Matta J, Saucedo, T (1989) Internal fixation of pelvic ring fractures. Clin Orthop 242: 83–97
110. McAvoy J, Cook J (1978) A treatment plan for rapid assessment of the patient with massive blood loss and pelvic fractures. Arch Surg 113: 986–990
111. McLaren A, Rorabeck CJH (1990) Long-term pain and disability in relation to residual deformity after displaced pelvic ring fractures. CJS 33: 492–494
112. McMurty R, Walton D, Dickinson D, Tile M (1980) Pelvic disruption in the polytraumatized patient. Clin Orthop 151: 22–30
113. Mears D, Fu F (1980) Modern concepts of external skeletal fixation of the pelvis. Clin Orthop 151: 65–72
114. Mears DC, Capito CP, Deleeuw H (1988) Posterior pelvic disruptions managed by the use of the double cobra plate. Instr Course Lect 37: 143–150

115. Meckel J (1816) Handbuch der menschlichen Anatomie. Buchhandlung des hallischen Waisenhauses, Halle
116. Medelman J (1939) Fractures of the sacrum their incidence in fractures of the pelvis. Am J Roentgenol 152: 100–103
117. Meißner A, Breyer H, Ramanzadeh R (1986) Experimentelle Untersuchungen zur Beweglichkeit in der Symphyse. Hefte Unfallheilk 181: 79–82
118. Melton L, Sampson J, Morrey B, Ilstrup D (1981) Epidemiologic features of pelvic fractures. Clin Orthop 155: 43–47
119. Merk A (1880) Die Veränderlichkeit der Beckenmasse und deren Ursache. Universität Würzburg
120. Meyer G (1878) Der Mechanismus der Symphysis sacro-iliaca. Arch Anat Physiol 2: 1–19
121. Meyer-Burgdorff G (1936) Über Beckenringbrüche. Zentralbl Chir 63: 1016
122. Meyer T, Wilkberger B (1962) Displaced sacral fractures. Am J Orthop 4: 187
123. Mirkovic S, Abitol J, Steinmann J et al. (1991) Anatomic consideration for sacral screw placement. Spine 16: 289–294
124. Moed R, Morawa L (1984) Displaced midline longitudinal fracture of the sacrum. J Trauma 24: 435–437
125. Mollier S (1938) Plastische Anatomie. Bergmann, München
126. Montana MA, Richardson ML, Kilcoyne RF, Harley JD, Shuman WP, Mack LA (1986) CT of sacral injury. Radiology 161: 499–503
127. Montesano PX, Jacobs RR (1988) Irreducible sacroiliac dislocation of the pelvic ring with caudal displacement. A case report. Clin Orthop
128. Moreno C, Moore E, Rosenberger A, Cleveland H (1986) Hemorrhage associated with major pelvic fracture: a multispecialty challenge. J Trauma 26: 987–994
129. Mucha P, Farnell M (1984) Analysis of pelvic fracture management. J Trauma 24: 379–386
130. Müller-Färber J, Müller K (1978) Stabile und instabile Beckenfrakturen. Arch Orthop Trauma Surg 93: 29–41
131. Müller-Färber J, Müller K (1978) Die verschiedenen Formen der instabilen Beckenringverletzungen und ihre Behandlung. Unfallheilkunde 87: 441–455
132. Müller K, Witzel U (1986) Biomechanik des Beckenrings und Verletzungsformen. Hefte Unfallheilkd 181: 557–565
133. Müller M, Allgöwer M, Schneider R, Willenegger H (1991) Manual of internal fixation. Springer, Berlin Heidelberg New York
134. Mummenthaler M (1987) Läsionen des Plexus Lumbosakralis. In: Läsionen poripherer Nerven. Thieme, Stuttgart New York
135. Nelson D, Duwelius P (1991) CT-guided fixation of sacral fractures and sacroiliacal joint disruptions. Radiology 180: 527–532
136. Nerlich M, Pohlemann T (1989) Zeitsensitivität in der klinischen Primärversorgung des Polytraumas. Hannover
137. Noland L, Conwell H (1933) Fractures of the pelvis. Surg Gynecol Obstet 56: 522–525
138. Northrop C, Eto R, Loop J (1975) Vertical fracture of the sacral ala: significance of non-continuity of the anterior superior sacral foraminal line. Am J Roentgenol 124: 102–106
139. Oestern H, Tscherne H, Nerlich M (1985) Klassifizierung der Verletzungsschwere. Unfallchirurg 88: 465–472
140. Pattee G, Bohlmann H, McAfee (1986) Compression of a sacral nerve as complication of screw fixation of the sacro iliac joint. J Bone Joint Surg [Am] 68: 769–771
141. Patterson F, Morton K (1961) Neurologic complications of fractures and dislocations of the pelvis. Surg Gynecol Obstet 112: 702
142. Peltier L (1965) Complications associated with fractures of the pelvis. J Bone Joint Surg [Am] 47: 1060–1069
143. Pennal G, Tile M, Waddel J, Garside H (1980) Pelvic disruption: assessment and classification. Clin Orthop 151: 12–21
144. Pick M (1955) A classification of fractures of the pelvis. Proc Roy Soc Med 48: 96–98
145. Pohlemann T, Wippermann B, Haubitz B, Reilmann H (1986) Der Stellenwert der Sonographie beim stumpfen Bauchtrauma in der Notfalldiagnostik. Hefte Unfallheilkd 189: 347–350
146. Pohlemann T, Lippuner K, Witschger P, Ganz R (1990) Die Notfallbeckenzwinge. Bern
147. Pohlemann T, Gänsslen A, Kiessling B, Bosch U, Haas N, Tscherne H (1992) Indikationsstellung und Osteosynthesetechniken am Beckenring. Unfallchirurg 95: 197–209

148. Purser D (1969) Displaced fracture of the sacrum: report of a case. J Bone Joint Surg [Br] 51: 346–347
149. Putschar W (1931) Entwicklung, Wachstum und Pathologie der Beckenverbindungen des Menschen mit besonderer Berücksichtigung von Schwangerschaft, Geburt und ihren Folgen. Fischer, Jena
149a. Räf L (1966) Double vertical fractures of the pelvis. Acta Chir Scand 131: 298–305
150. Rommens P, Hartwig T, Wissing H, Schmit NK (1986) Diagnosis and treatment of unstable fractures of the pelvic ring. Acta Chir Belg 86: 352–359
151. Rommens P, Wissing H, Serdarevic M (1987) Die Bedeutung der Computertomographie für Diagnostik und Therapie der Frakturen des hinteren Beckenrings und des Hüftgelenkes. Unfallchirurgie 13: 32–37
152. Rommens P, Gielen J, Broos P (1992) Die Bedeutung der CT für Diagnostik und Therapie der Frakturen des Beckenrings. Unfallchirurgie 95: 168–173
153. Rothenberger D, Fischer R, Strate R, Velasco R, Perry J (1978) The mortality associated with pelvic fractures. Surgery 84: 356–361
154. Rowell C (1965) Fracture of the sacrum with hemisaddle anaesthesia and cerebrospinal fluid leak. Med J Aust 1: 16–19
155. Roy-Camille R, Saillant G, Gagana G, Mazel C (1985) Transverse fracture of the upper sacrum suicidal jumper's fracture. Spine 10: 838–845
156. Rubash H, Brown T, Nelson D, Mears D (1983) Comparative mechanical performance of some new devices for fixation of unstable pelvic ring fractures. Med Biol Engl Comput 21: 657–663
157. Rüedi T (1986) Osteosyntheseverfahren am dorsalen Beckenring-Schraubentechnik. Hefte Unfallheilkd 181: 579–580
158. Rüter A, Braun W (1986) Die Verwendung des Fixateur externe bei Beckenringverletzungen. Hefte Unfallheilkd 181: 582–589
159. Sabiston C, Wing P (1986) Sacral fractures: classification and neurologic implications. J Trauma 26: 1113–1115
160. Sashin D (1930) A critical analysis of the anatomy and the pathologic changes of the sacroiliac joints. J Bone Joint Surg 28: 891–910
161. Sawaguchi T, Brown T, Rubash H, Mears D (1984) Stability of acetabular fractures after internal fixation – a cadaveric study. Acta Orthop Scand 55: 601–605
162. Scheib JS (1989) Radiologic case study. Sacral insufficiency fracture. Orthopedics 12: 1274–1276
163. Schmidek H, Schmith D, Kristiansen D (1984) Sacral fractures. Neurosurgery 15: 735–746
164. Schmidt A (1974) Diagnostik, Therapie und Spätfolgen bei Beckenfrakturen. Monatsschr Unfallheilkd 77: 73–82
165. Schmit-Neuerburg K, Hartwig T (1986) Osteosyntheseverfahren am dorsalen Beckenring - Plattentechnik. Hefte Unfallheilkd 181: 566–579
166. Schmitt W, Pawelke S, Meißen T (1990) „Aachener 3-D-Finger", Entwicklung eines 3-D-Digitizers für Anwendungen in der Zahn-, Mund- und Kieferheilkunde. Biomed Tech 35: 69–71
167. gestrichen
168. Schneider R, Yacovone J, Ghelman B (1985) Unsuspected sacral fractures: detection by radionuclide bone scanning. Am J Roentgenol 144: 337–341
169. Schubert v E (1929) Röntgenuntersuchung des knöchernen Beckens im Profilbild. Exakte Messung der Beckenneigung im Lebenden. Zentralblatt Gynäkol 53: 1064–1068
169a. Schweiberer L (1970) Beckenbrüche. Chirurg 41: 55–62
170. Semba R, Yasukawa K, Gustillo R (1983) Critical analysis of 53 Malgaigne fractures of the pelvis. J Trauma 23: 535–537
171. Shaw J, Eng M, Mino D, Werner F, Eng M, Murray D (1985) Posterior stabilisation of pelvic fractures by use of threated compression rods. Clin Orthop 192: 240–254
172. Sinner W, Riedel H (1970) Blasen- und Harnröhrenrupturen als Begleitverletzungen von Beckenfrakturen. Z Urol 63: 139
173. Slätis P, Kraharju E (1980) External fixation of unstable pelvic fractures. Clin Orthop 151: 73–79
174. Slätis P, Eskola A (1989) External fixation of the pelvic girdle as a test for assessing instability of the sacroiliac joint. Ann Med 21: 369–37
175. Sobotta J, Becher H (1972) Atlas der Anatomie des Menschen, Bd III: periphere Leitungsbahnen. Urban & Schwarzenberg, München Berlin Wien

176. Sommer III H, Miller N (1980) A technique for the calibration of instrumented spatial linkage used for biomechanical kinematic measurements. J Biomech 14: 91–98
177. Staubesand J (1975) Allgemeine Anatomie, Cytologie und Bewegungsapparat. In: Benninghoff A, Goerttler K (Hrsg) Lehrbuch der Anatomie des Menschen. Urban & Schwarzenberg, München Berlin Wien
178. Stocks G, Gablel D, Noble P, Hanson G, Tullos H (1991) Anterior and posterior internal fixation of vertical shear fractures of the pelvis. J Orthop Res 9: 237–245
179. Tile M (1984) Fractures of the pelvis and acetabulum. Williams & Wilkins, Baltimore
180. Tile M (1988) Pelvic ring fractures: should they be fixed? J Bone Joint Surg [Br] 70: 1–12
181. Tile M, Pennal G (1980) Pelvic disruptions: principles of management. Clin Orthop 151: 56–64
182. Trentz O, Bühren V, Friedl H (1989) Beckenverletzungen. Chirurg 60: 639–648
183. Vas W, Wolverson M, Sundaram M et al. (1982) The role of computed tomography in pelvic fractures. J Comput Assist Tomogr 6: 796–801
184. Vécsei V (1988) Ergebnisse biomechanischer Untersuchungen verschiedener F.-e.-Montagen am Becken. Aktuel Traumatol 18: 261–264
185. Voigt G (1965) Untersuchungen zur Mechanik der Beckenfrakturen und Luxationen. Hefte Unfallheilkd 85: 1–92
186. Völkel W (1983) Operative Maßnahmen und Ergebnisse bei Verletzungen des knöchernen Beckenrings. Unfallchirurgie 9: 197–201
187. Volpin G, Milgrom C, Goldsher D, Stein H (1989) Stress fractures of the sacrum following strenous activity. Clin Orthop 243: 184–188
188. Wakeley C (1930) Fractures of the pelvis: An analysis of 100 cases. Br J Surg 22–29
189. Waldeyer W (1899) Das Becken. Lehrbuch der apographisch-chirurgischen Anatomie. Cohen, Bonn
190. Ward EF, Tomasin J, Vander GR (1987) Open reduction and internal fixation of vertical shear pelvic fractures. J Trauma 27: 291–295
191. Watson-Jones R (1938) Dislocations and fracture-dislocations of the pelvis. Br J Surg 25: 773–781
192. Weaver E, England G, Richardson D (1981) Sacral fracture: case presentation and review. Neurosurgery 9: 725–728
193. Webb L, Caldwell K (1987) Disruption of the posterior pelvic ring caused by vertical shear. South Med J 81: 1217–1221
193a. Weis E (1984) Subtle neurological injuries in pelvic fractures. J Trauma 24: 983–985
194. Weisl H (1955) The movement of the sacro-iliac joint. Acta Anat 23: 80–91
195. Westerborn A (1928) Beiträge zur Kenntnis der Beckenbrüche und Beckenluxationen. Acta Chir Scand [Suppl] 8
196. Whelan M, Gold R (1982) Computed tomography of the sacrum: 1. normal anatomy. Am J Roentgenol 139: 1183–1190
197. Wild J, Hanson G, Tullos H (1982) Unstable fractures of the pelvis treated by external fixation. J Bone Joint Surg [Am] 64: 1010–1019
198. Wilenius R (1943) Über Beckenbrüche. Acta Chir Scand [Suppl] 79
199. Woodward A, Kelly P (1974) An unusual fracture of the sacrum. Minn Med 57: 465–466
200. Wörsdörfer O, Magerl F (1980) Sacrumfrakturen. Hefte Unfallheilkd 149: 203–214
201. Yamamoto I, Panjabi M, Oxland T, Crisco J (1990) The role of the iliolumbar ligament in the lumbosacral junktion. Soine 15: 1138–1141
202. Yellin A, Lundell C, Finck E (1983) Diagnosis and control of posttraumatic pelvic hemorrhage. Arch Surg 118: 1378–1383
203. Young JW, Burgess AR, Brumback RJ, Poka A (1986a) Lateral compression fractures of the pelvis: the importance of plain radiographs in the diagnosis and surgical management. Skeletal Radiol 15: 103–109
204. Young J, Resnik C. (1990) Fracture of the pelvis: current concepts in classification. Am J Roentgenol 155: 1169–1175
205. Young JW, Burgess AR, Brumback RJ, Poka A (1986b) Pelvic fractures: value of plain radiography in early assessment and management. Radiology 160: 445–451

Sachverzeichnis

Altersverteilung 118
Arbeitsgruppe Becken 143–146, 149,150
–, Ergebnisbeurteilung 149, 150
–, Erhebungsbögen 145, 146

Beckenfraktur, Klassifikation 21–26
–, *Buchholz* 22
–, *Conolly* 22
–, *Huittinen* 22
–, *Instabilitätsrichtungen* 25
–, *Isler* 23
–, *Judet* 24
–, *Looser* 22
–, *Malgaigne* 21
–, *Müller-Färber* 22
–, *Peltier* 22
–, *Pennal* 22
–, *Pick* 22
–, *Rothenberger* 22
–, *Voigt* 22
–, *Watson-Jones* 22
Beckengürtel s.Beckenring
Beckenring, Anatomie 6–18,
–, Bandverbindungen 9,10
–, Bewegungen 11
–, Biomechanik 17, 18
–, Diagnostik 19–21, 138,139
–, Beckenübersichtsaufnahme 138
–, Computertomographie 20, 21
–, CT-Diagnostik 20, 139
–, Ergänzende Beckenübersichtsaufnahmen 20, 139
–, klinische Untersuchung 19
–, Röntgenuntersuchung 20, 138, 139
–, Ultraschalluntersuchung 138
–, Externe Fixation 4
–, Interne Fixation 4
–, Klassifikation 118
–, Klinische Stabilitätsprüfung 138
–, Kraftfluß 11
–, Lastübertragung 10

–, Notfallstabilisierung 19, 20
–, Pelvine Blutung 20
Beckenübersichtsaufnahme 19, 138
Beckenverletzung, Behandlungsergebnis 58
–, Diagnostik 40, 139
–, Inzidenz 38
–, Klassifikation 40, 41
–, Pelvine Blutung 20
–, Therapie 123–125
Beckenzwinge 20
Begleitverletzungen 118, 133
Belastungsgrenze 74, 75, 89, 93, 129, 135, 136
Belastungsstufen 73, 77
Bewertungskriterien 109, 110, 149,150
Bleibende Dislokation 77, 78, 89, 92, 93, 127, 128, 135, 136
Bleibende Rotation 127, 128, 136
Butterfly-plate 5

Computersimulation 130, s. a 3-D Computersimulation
CT-Diagnostik 139
Dauerbelastungsversuch 90, 98, 99, 130, 135, 137
DC-Platten 68, 69

Denis 3
Diagnostik 116,117, 139
Dislokationsrichtung 75, 79, 80, 89, 94, 135
Dreidimensionale Computersimulation 100–104, 130, 137, 147, 148
–, Gewindestäbe 101, 147
–, Lokale Osteosynthese 102, 148
–, Methodik 100–102
–, modifizierte Kleinfragmentosteosynthese 103, 148
–, transiliosakr. Verschr. 104, 148

Einbeinstand 63
Elastizität 89,128, 129, 135, 136
Embolie 59
Ergänzende Beckenübersichtsaufnahmen 139

Sachverzeichnis

Fixateur externe 61
Fixateur interne 68, 69
–, Belastungsgrenze 75, 79, 89
–, Bleibende Dislokation 77, 78, 89
–, Dislokationsrichtung 79, 89
–, Elastizität 76, 77, 89
–, Operationstechnische Beobachtungen 81
–, Zusammenfassende Wertung 81, 82
Frakturmodell 62, 125
Frakturzone 120

Gesamtbeurteilung 115
Gesamtelastizität 74
Gewindestäbe 68, 69
–, Belastungsgrenze 75, 79, 89, 93
–, Bleibende Dislokation 77, 89, 92, 93
–, Dislokationsrichtung 79, 89, 94
–, Dreidimensionale Computersimulation 101
–, Elastizität 76, 77, 89, 91
–, Operationstechnische Beobachtungen 80, 94–97
–, Zusammenfassende Wertung 81, 82, 105, 106
Gibbons 3
Goniometer 71

Harrington-Sakralstäbe s. Gewindestäbe
Hüftgelenk 17

Iliosakralgelenk 6
Inlet-Aufnahme 20, 139

Justierungsmessungen 88

Klassifikation 118, 133
Kleinfragmentimplantate 70
Kleinfragmentosteosynthese s. lokale Osteosynthese
Klinische Erfahrungen 107–115
Komplikationen 109
Kontrolluntersuchungen 109
Koordinatensystem 65–66, 73, 79, 87, 88
Kreuzbein s. Os sacrum

Last-Weg-Analyse s.a. Last-Weg-Diagramm
Last-Weg-Diagramm 75, 89, 91, 127
Lastapplikation 126
Letalität 60
Lig.
– sacrotuberale 10
– sacrospinale 10
Ligg.
– iliolumbalia 10
– sacroiliaca dorsales 9
– sacroiliacae interossea 9
– sacroiliacalia ventrales 10

Lokale-Osteosynthese 68, 70
–, 3-D Computersimulation 102, 103
–, Belastungsgrenze 75, 79, 89, 93
–, Bleibende Dislokation 77, 78, 89, 92, 93
–, Dauerbelastungsversuch 98, 99
–, Dislokationsrichtung 79, 89, 94
–, Elastizität 76, 77, 89, 91
–, Klinische Erfahrungen 107–115
–, Last-Weg-Diagramm 75, 89, 90, 91
–, Operationstechnische Beobachtungen 80, 81, 94–97
–, Zusammenfassende Wertung 81, 82, 105, 106

Malgaigne 1, 3, 116
Meßgenauigkeit 66, 85, 88
Meßrahmen 63
Meßrahmen s.a. Testrahmen 63, 84
Meßsystem 66–67, 71, 85–87, 127
Modifiziertes Kleinfragmentimplantat 82
Motion-tracker 85–87
Muskelsimulation 64, s.a. Muskelzüge
Muskelzüge 17, 18, 63, 64, 85

Nachuntersuchungsergebnis 111
Nervenschäden 34, 119, 133
–, A-Verletzungen 42
–, B-Verletzungen 42
–, Bandausriß Sakrum 46, 57
–, Beckeninstabilität 120
–, Bilaterale Sakrumfraktur 56
–, C-Verletzungen 43
–, Frakturzonen 120
–, tranforaminale Sakrumfrakturen 44, 49–53, 57
–, transalare Sakrumfrakturen 43, 46–49, 57
–, Trümmerzone Sakrum 49, 57
–, zentrale Sakrumfrakturen 44, 53–57
Nervus, pudendus 13

Operationstechnische Beobachtungen 80, 81, 94–97
Os
– ilium 7
– innominatum 10
– ischium 7
– pubis 7
– sacrum, Anatomie 6–18,
– – Lineae transversae 8
– – Canalis sacralis 9
– – Osteosynthese 5
– – Schraubenlängen 16
– – „sichere Regionen" 14, 15
– – topographische Anatomie 12–16
– Osteosynthese, Belastungsgrenze 89, 93
–, Bleibende Dislokation 89

–, Dislokationsrichtung 89, 94
–, Dreidimensionale Bewegungssimulation
 89, 100–104
–, Elastizität 76, 89, 91
–, Last-Weg-Diagramm 89, 90, 91
–, Zusammenfassende Wertung 105, 106
Outlet-Aufnahme 139

Pedikel S1 73, 87
Pennal 3
Plexus
– coccygeus 13, 14
– ischiadicus 13
– lumbosacralis 12
– –, Iatrogene Läsion 4
– –, Querschnittsfläche 12
– pudendus 13
Polytraumaschlüssel (PTS) 39
Präparate 67
Prüfmaschine 84
PTS-Gruppen 39
Punktwolkendiagramme 75

Radiologische Diagnostik 139
Rotationselastizität 91, 137

Sabiston 3
Sakroiliakalgelenk, Biomechanik 10–12
–, Drehachse 11
–, Form 9
–, Funktionsweise 9
–, Ligamentäre Verbindungen 9–10
–, Transfixation 4
Sakrumfraktur, Altersverteilung 37, 118
–, Bandausriß 46, 50, 57
–, Begleitverletzungen 118
–, Behandlungsergebnis 58–59
–, Diagnostik 20, 21, 116, 117
–, –, Computertomographie 20–21
–, –, Kernspintomographie 21
–, –, klinische Untersuchung 19
–, –, Knochenszintigraphie 21
–, –, konventionelle Tomographie 21
–, –, Röntgenuntersuchungen 19–21
–, Ermüdungsfraktur 21
–, Geschlechtsverteilung 37
–, Häufigkeit 1, 38, 117
–, Insuffiziensfraktur 21
–, Klassifikation 26–29, 33, 40–42, 118, 133
–, –, *Bonin* 26
–, –, *Denis* 27, 28
–, –, *Gibbons* 29
–, –, *Medelman* 26
–, –, *Sabiston* 27, 28
–, –, *Schmidek* 26
–, Komplikationen 59–60

–, Letalität 60
–, Nervenschäden 2, 14, 34, 42–58, 119
–, präklinische Versorgung 36
–, PTS-Gruppen 39
–, Querfraktur 28, 29, 122, 123
–, radiologische Ausheilung 58
–, Rettungsmittel 36
–, Therapie 29–32, 122, 123, 134, 139–143
–, –, „butterfly-plate" 32
–, –, DC-Platten 29–32
–, –, „Doppel-Cobraplatte" 31
–, –, Gefahren 31
–, –, Gewindestäbe 29–32
–, –, kanülierte Schrauben 31
–, –, Komplikationen 109
–, –, konservativ 30
–, –, Längsfraktur 123
–, –, Osteosynthesen 109
–, –, Querfraktur 122
–, –, Schnürsenkelosteosynthese 32
–, –, Schraubenarthrodese 31
–, –, Synopsis 141
–, –, transalare Fraktur 142
–, –, transforaminale Fraktur 142
–, –, zentrale Fraktur 143
–, Trümmerzone 49, 57
–, übersehene Frakturen 20
–, Unfallmechanismus 36, 117
–, Unfallursache 35, 117
–, Verletzungsmuster 38–39
Schlußstein-Theorie 9
Schmidek 1
Schnürsenkelosteosynthese 5
Seilverspannung 68

Testrahmen s.a. Meßrahmen 63, 84
Thromboserate 59
Transiliosakrale Verschraubung 68, 89
–, Belastungsgrenze 93
–, Bleibende Dislokation 92, 93
–, Dislokationsrichtung 94
–, Dreidimensionale Computersimulation 103
–, Elastizität 91
–, Operationstechnische Beobachtungen
 94–97
–, Zusammenfassende Wertung 105, 106
Truncus lumbosacralis 14

Ultraschalluntersuchung 138
Unfallmechanismus 117, 138
Unfallursachen 117
Universalprüfmaschine s. Prüfmaschine

Versuchsablauf 89
Versuchsaufbau 62–73, 134
Versuchsplan 70, 73

Springer-Verlag und Umwelt

Als internationaler wissenschaftlicher Verlag sind wir uns unserer besonderen Verpflichtung der Umwelt gegenüber bewußt und beziehen umweltorientierte Grundsätze in Unternehmensentscheidungen mit ein.

Von unseren Geschäftspartnern (Druckereien, Papierfabriken, Verpackungsherstellern usw.) verlangen wir, daß sie sowohl beim Herstellungsprozeß selbst als auch beim Einsatz der zur Verwendung kommenden Materialien ökologische Gesichtspunkte berücksichtigen.

Das für dieses Buch verwendete Papier ist aus chlorfrei bzw. chlorarm hergestelltem Zellstoff gefertigt und im pH-Wert neutral.

Druck: Saladruck, Berlin
Verarbeitung: Buchbinderei Lüderitz & Bauer, Berlin